YILIAO WEISHENG RENYUAN
ZHONGLIU JIANKANG GUANLI
CAOZUO SHOUCE

主编　万绍平　樊新海

U0254546

医疗卫生人员
肿瘤健康管理
操作手册

四川科学技术出版社

图书在版编目（CIP）数据

医疗卫生人员肿瘤健康管理操作手册 / 万绍平，樊新海主编. —— 成都 : 四川科学技术出版社，2024.3

ISBN 978-7-5727-1282-1

Ⅰ.①医… Ⅱ.①万… ②樊… Ⅲ.①肿瘤－护理－手册 Ⅳ.①R473.73-62

中国国家版本馆CIP数据核字（2024）第052613号

医疗卫生人员肿瘤健康管理操作手册

主　　编　万绍平　樊新海

出 品 人　程佳月
组　　稿　肖　伊
责任编辑　唐晓莹
助理编辑　王　芝
责任校对　罗　丽
责任出版　欧晓春
出版发行　四川科学技术出版社
　　　　　成都市锦江区三色路238号　邮政编码　610023
　　　　　官方微博 http: //weibo.com/sckjcbs
　　　　　官方微信公众号 sckjcbs
　　　　　传真 028-86361756
成品尺寸　145mm×210mm
印　　张　6.875
字　　数　175 千
印　　刷　成都兴怡包装装潢有限公司
版　　次　2024年3月第 1 版
印　　次　2024年5月第 1 次印刷
定　　价　68.00元

ISBN 978-7-5727-1282-1

邮购: 成都市锦江区三色路238号新华之星A座25层　邮政编码: 610023
电话: 028-86361770

编委会

主　编：万绍平　四川省肿瘤医院

　　　　樊新海　青海省第五人民医院（青海省肿瘤医院）

副主编：易　芳　四川省肿瘤医院

　　　　王青青　四川省肿瘤医院

　　　　马永莲　青海省第五人民医院（青海省肿瘤医院）

编　委：杨中华　四川省肿瘤医院

　　　　容丽楼　电子科技大学

　　　　武文博　四川省肿瘤医院

　　　　文　敏　四川省肿瘤医院

　　　　廖洪乙　四川省肿瘤医院

　　　　李玉婷　成都中医药大学

　　　　李俊杰　成都中医药大学

　　　　李　菊　成都中医药大学

　　　　韩　娜　青海省第五人民医院（青海省肿瘤医院）

　　　　马生娟　青海省第五人民医院（青海省肿瘤医院）

　　　　赵思佳　青海省第五人民医院（青海省肿瘤医院）

前　言

近十几年，恶性肿瘤的发病率和致死率均呈持续上升态势，我国每年恶性肿瘤所致的医疗花费超过 2 200 亿元，肿瘤负担逐步加重，防控形势严峻。健康管理是有效控制肿瘤发生或发展、减轻肿瘤疾病经济负担和提高肿瘤患者生命质量的重要举措，贯穿整个医疗周期。目前部分医疗卫生人员对肿瘤健康管理相关内容认识不足，开展肿瘤健康管理的能力较弱，因此，编写组希望通过一本实用的手册，帮助医疗卫生人员提高肿瘤防治水平及开展肿瘤健康管理的能力；同时向居民普及肿瘤相关健康管理知识，改变其不良行为，降低其自身患肿瘤的风险，让更多的居民受益。

2023 年 3—6 月，编写组成员多次讨论并制订了《医疗卫生人员肿瘤健康管理操作手册》编写框架，确定了各成员所要撰写的内容以及手册编写的格式要求。2023 年 7 月，《医疗卫生人员肿瘤健康管理操作手册》初稿完成。2023 年 8—9 月，由相关专家对初稿进一步完善，并完成手册相关图画的绘制。2023 年 10 月定稿。

本书主要包括概论，肿瘤健康信息采集及管理，肿瘤风险评估，肿瘤健康管理方案制订，肿瘤健康管理主要内容，肿瘤健康管理主要方式，肿瘤健康管理需要掌握的主要知识，肿瘤健康管理需要掌握的主要技巧与方法，肿瘤健康管理材料的选择、开发、种类与使用，肿瘤健康管理的社会营销与服务，居民肿瘤智能健康管理系统的使用与管理，质量控制与效果评估等十二章，系统阐述了从肿瘤相关健康信息采集、风险评估，到个性化肿瘤健康管理方案制订及落实、肿瘤健康管理动态跟踪及效果评估的全周期管理过程。

本书特点鲜明，通过案例、图画、表格等形式简单生动地表述了肿瘤健康管理相关内容，内容通俗易懂，可增强医疗卫生人员对肿瘤的认识，为其开展肿瘤健康管理提供具体、可行的操作方案。由于编者水平有限，不足之处在所难免，敬请各位读者批评指正。最后，在本书付梓之际，特对参与本书编写、提出宝贵建议的各位专家、同事表示衷心的感谢！

编　者

2023 年 11 月

目　　录

第一章 概论

一、肿瘤健康管理的重要性

（一）肿瘤流行现状及其危害

恶性肿瘤是严重危害人类健康及社会发展的重大公共卫生问题。世界卫生组织（World Health Organization，WHO）下属的国际癌症研究机构（International Agency for Research on Cancer，IARC）通过 GLOBOCAN 项目估计了 2020 年全球 185 个国家 / 地区的 36 种癌症发病率、死亡率以及癌症发展趋势等相关数据，显示中国新发恶性肿瘤病例 457 万，占 2020 年全球新发恶性肿瘤病例的 23.7%。中国恶性肿瘤死亡病例近 300 万，占 2020 年全球恶性肿瘤死亡病例的 30.2%，发病和死亡人数均位居世界首位。我国新发病例数排名靠前的癌种为肺癌、结直肠癌、胃癌、乳腺癌、肝癌、食管癌、甲状腺癌、胰腺癌、前列腺癌、宫颈癌等；我国死亡病例数排名靠前的癌种为肺癌、肝癌、胃癌、食管癌、结直肠癌、胰腺癌、乳腺癌、神经系统癌症、白血病、宫颈癌等。我国恶性肿瘤流行主要呈现的特点为：传统高发的胃癌、食管癌、肝癌等肿瘤的发病率和死亡率呈现持续下降趋势，但疾病负担仍然较重；发达国家高发的乳腺癌、结直肠癌、前列腺癌、甲状腺癌等肿瘤的发病率和死亡率呈现持续上升趋势，我国正处于从发展中国家高发癌谱向发达国家高发癌谱过渡的时期，防治难度大，防控形势十分严峻。

除了较高的发病率与死亡率，恶性肿瘤的致残率也较高，严重降低患者生存质量，也可导致患者过早死亡，给居民造成巨大的健康损害。据全球疾病负担统计数据显示，2019年中国居民因恶性肿瘤导致的伤残调整寿命年（Disability Adjusted Life Year，DALY）达6 734万年，占总伤残调整寿命年的17.6%。此外，恶性肿瘤治疗的时间较长、费用较高，给患者及其家属带来巨大的经济负担与心理压力。在政府层面，有研究表明，每年恶性肿瘤所致的医疗花费超过2 200亿元。恶性肿瘤对医疗卫生服务系统、国民经济与社会发展造成了沉重的负担。随着人口的增长、老龄化的加剧，加之不良的生活方式以及现代社会生活造成的精神压力等，中国恶性肿瘤负担在未来仍将持续加重，尤其在中低收入地区，恶性肿瘤患者可能在未来20年内再增加50%。面对这一严峻形势，全面实施恶性肿瘤防控十分必要。

（二）健康管理是防治恶性肿瘤的重要措施

健康管理是在个体或者群体的层面上对居民健康及影响因素进行全面、系统、综合的监测、分析、评估，根据健康状况提供健康咨询指导，并对危险因素进行干预和管理的全过程（见图1-1）。健康管理是一个整体、长期、不断循环的过程，其通过收集目标人群健康信息，对人群暴露的不同程度的危险因素进行评估或对患者进行疾病分析，针对不同风险人群进行个性化的行为指导和干预，并且对其进行动态的效果评价，从源头上预防疾病的发生或提高患者生命质量，通过低成本的预防干预获得高效的个人健康改善，能极大地节约医疗资源。

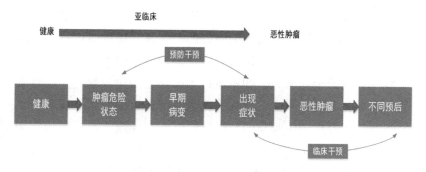

图 1-1 肿瘤的发生、发展及干预过程

健康管理主要有 3 个特点：①管理核心是控制居民健康相关危险因素，包括可改变的和不可改变的危险因素。②体现一、二、三级预防并举，即病因预防、临床前期预防以及临床预防。③健康评估、健康干预及健康监测 3 个环节不断循环运行。

健康管理在疾病防控、干预和患者随访等方面发挥着重要作用，尤其是在高血压、糖尿病、肿瘤等慢性病防治领域有十分广阔的应用前景。目前健康管理在美国的发展日益完善与成熟，超 70% 的美国居民享受着健康管理服务，在实施健康管理后，1978—1983 年，美国高血压、冠心病的发病率分别下降 4% 和 16%。西班牙 2008 年的一项研究发现，在向贫困居民提供初级卫生保健时实施慢性病照护健康管理模式，53% 的患者血压得到了有效控制。方张英等研究结果显示，对老年慢性病共病患者开展个性化健康管理可有效提高患者健康水平和改善患者生活质量，包括躯体功能、心理功能、社会功能等。李怀银等研究结果显示，职工健康行动计划经过 3 年的实施，职工超重率、高总胆固醇率、高舒张压率、高收缩压率、高血糖率等均有所降低。

癌症是遗传和外部环境等因素长期共同作用的结果，WHO指出，三分之一的癌症可以预防，三分之一的癌症通过早期诊断并治疗可以治愈，三分之一的肿瘤患者通过治疗可以减轻痛苦、延长生命。在肿瘤一、二级预防方面，健康管理可通过对居民潜在的肿瘤危险因素进行评估和分析，划分低、中、高风险人群，采取针对性的干预措施，如不良行为干预、健康教育、癌症筛查等，降低肿瘤发生风险，增强居民自我健康管理意识及应对肿瘤的能力，从源头预防肿瘤的发生。同时，在肿瘤患者临床治疗期间，健康管理也可改善患者的生存质量。殷小容等研究发现，通过对肿瘤患者具体的身体素质、营养状况、心理状况、疼痛情况等进行详细评估，从而制订个体化的健康管理计划，开展多种形式的健康管理与干预（包括健康教育、饮食管理、心理干预及运动锻炼等），可有效提升患者的生活质量。杨丽萍等研究发现，对肿瘤患者建立个性化健康档案，收集患者心理、饮食、营养变化情况并采取相应干预措施，可显著提升肿瘤患者生活质量和康复治疗依从性，以及改善患者心理状况。因此，健康管理对肿瘤防治有重要的现实意义，可有效控制肿瘤的发生及发展，提高患者生命质量，降低医疗费用。

（三）肿瘤健康管理目标

健康管理服务实现的目标是未病先防。对居民开展全周期的肿瘤健康管理，可以使普通居民肿瘤健康意识及肿瘤应对能力得到提高，肿瘤相关危险因素得到有效控制，预防肿瘤的发生；使居民肿瘤在初期被及早发现并得到及时治疗；对已患病者则是防复发、防进展，使其病情程度减轻并得到良好控制，改善其健康状况，提高其生存质量。编者基于《健康中国行动—癌症防治行动实施方案（2023—2030年）》《中国防治慢性病中长期规划（2017—2025年）》《"健康中国2030"规划纲要》等国家文件，提出肿瘤健康管理相关目标，具体如下。

1. 工作目标

肿瘤健康管理的工作目标包括肿瘤健康管理目标人群覆盖率、覆盖人数及健康管理率，该指标的设置视实际工作和当地人口情况而定。

2. 效果目标

1）过程指标

（1）知识知晓率：即癌症防治核心知识知晓率。《健康中国行动—癌症防治行动实施方案（2023—2030年）》文件提出到2030年，全国居民癌症防治核心知识知晓率达到80%。

（2）健康行为形成率、不良行为率：包括癌症早诊率、15岁以上人群吸烟率、经常参加体育锻炼的人数、饮酒率、肥胖率等。《中国防治慢性病中长期规划（2017—2025年）》《"健康中国2030"规划纲要》等文件提出：①到2025年，高发地区重点癌种早诊率达到60%。②到2025年，经常参加体育锻炼的人数达到5亿人；到2030年，经常参加体育锻炼的人数达到5.3亿人。③到2030年，15岁以上人群吸烟率控制在20%以内。④到2030年，人均每日食盐摄入量降低20%。⑤到2030年，居民超重、肥胖的增长速度明显放缓。

2）结局指标

（1）发病率、死亡率：即恶性肿瘤发病率和死亡率。《中国防治慢性病中长期规划（2017—2025年）》《健康中国行动—癌症防治行动实施方案（2023—2030年）》《"健康中国2030"规划纲要》等文件提出：①到2025年，30～70岁人群因心脑血管疾病、癌症、慢性呼吸系统疾病和糖尿病等重大慢性病导致的过早死亡率较2015年降低20%；到2030年，重大慢性病导致的过早死亡率较2015年降低30%。②到2030年，总体癌症患者5年生存率达到46.6%，患者疾病负担得到有效控制。

（2）生命质量：即伤残调整生命年（DALY），主要指从发病到死亡所损失的全部健康寿命年，包括因疾病早死所致的寿命损失年（Years of Life Lost，YLL）和因疾病所致伤残引起的伤残寿命年（Years Lived with Disability，YLD），是生命数量和质量损失的综合度量。

3）影响指标

肿瘤健康管理的影响指标较多，如经济损失，主要包括肿瘤治疗所需的直接费用和间接费用。直接费用包括患者因看病支付的各种服务费、检查费、药费、材料费及手术费等。间接费用包括因病误工的工资、营养费、车旅费、住宿费等。

二、肿瘤健康管理的原则与总体思路

（一）肿瘤健康管理的原则

健康管理关注人长期的健康。人的健康状态是不断动态变化的，通过对不同生命周期人群的健康状况进行分析、评估、监测，指导下一步的健康干预、指导和跟踪，不断调整健康干预方案，才能实现维护和改善健康的目的。在肿瘤健康管理实施过程中应充分掌握健康管理的原则，其可概括为以下4点。

（1）服务技术的科学性：肿瘤的发生是在内外致病因素的共同作用下逐步发展的过程。对于肿瘤健康管理，应遵循科学的理论和方法（如循证医学、预防医学、肿瘤诊疗指南等），基于大量的健康数据与肿瘤疾病数据来评定，对不同风险的个体予以分层管理。同时，应通过肿瘤健康管理服务的实践总结出规范、合理、统一的服务流程、服务标准、评估标准等经验性资料，由政府牵头、学/协会支持、健康管理服务机构协作，通过树典范、做试点等措施来实现服务技术的科学性。

（2）运作机制的可行性：肿瘤健康管理服务模式必须以满足用户个性化需求为目的，遵循被服务者的意愿，充分考虑其可行性，才能使被服务者接受和主动参与个人的肿瘤健康管理，从而更好地延续此服务。

（3）服务内涵的多元性：肿瘤健康管理服务是对人的健康进行多维度、多层面的干预管理，每个个体因其不同的社会及健康状况、肿瘤相关危险因素等，其对肿瘤健康服务的需求亦不同。因此，应建立多元化的服务项目，以满足被服务者的基本需求和特殊需求，从而使人人都可以参与和享受肿瘤健康管理服务。

（4）服务体系的系统性：肿瘤健康管理服务涉及多个学科和维度，如健康教育学、预防医学、临床肿瘤学、营养学、运动学、中医学等多个学科，以及个人的生理、社会、家庭、道德、心理等多个维度。因此，各个学科和维度有机结合，才能完成这样一个系统的服务过程。

（二）肿瘤健康管理的总体思路

健康管理是将肿瘤防控战线进一步前移，通过健康教育、行为干预等手段增强居民防癌意识及应对肿瘤的能力，降低肿瘤发病率，提高肿瘤早诊、早治率，同时联合肿瘤规范诊疗和科学康复，实现肿瘤防控从预防、筛查、就诊、治疗、康复的全周期覆盖，最大限度地降低肿瘤危害，提高患者生活质量。肿瘤健康管理主要分为以下 5 个步骤。

1.肿瘤相关健康信息采集及管理

肿瘤相关健康信息采集及管理主要包括健康信息的采集及健康档案的建立。肿瘤相关的健康信息的采集主要是寻找、发现健康危险因素的过程。健康危险因素是指机体内外存在的使肿瘤等疾病发生率和死亡率增加的诱发因素，包括个人特征、环境因素、生理参数、症状或亚临床疾病状态等。健康信息采集的途径包括日常生活问卷调查、访谈，健康体检、临床病因检查及住院治疗的资料提取等方式，采集的内容主要有：①一般人口学特征，包括年龄、性别、家庭人均月收入、教育水平、职业等。②生活习惯，包括膳食习惯（如谷类、肉类、蔬菜、水果、腌制类、酒类等摄入情况）、生活方式（如吸烟、睡眠、体力活动、锻炼等）。③人体测量指标，如测量对象在接受调查时的身高、体重、腰围、臀围。④女性生殖生育史，包括月经状况、初潮年龄、是否怀过孕、初产年龄、生育数等。⑤肿瘤家族史、疾病史。⑥体检后身体各系统的功能状况，如影像学检查结果、肿瘤标志物水平、病理诊断等。⑦肿瘤患者的病历资料等。

在收集居民健康信息后，通过健康档案系统、肿瘤信息系统等电子系统建立个人健康档案，可以系统地、完整地管理其整个健康管理周期的所有健康信息资料，包括上述居民健康信息以及后续的健康风险评估报告、健康干预计划和方案、健康干预实施过程记录等，便于随时监测居民个人信息变动情况，也为下一步制订及修改、落实个人健康管理方案奠定基础。

2. 肿瘤风险评估

肿瘤风险评估或疾病分析即认识健康危险因素的过程。根据采集到的居民或患者的各种健康信息筛查肿瘤危险因素，对健康个人一定时间内（如 5 ~ 10 年）发生肿瘤或肿瘤患者死亡的可能性用数学方法进行量化评估或预测，划分目标人群患肿瘤或因肿瘤死亡的风险大小（高风险、一般风险等）。肿瘤风险评估一方面可使目标人群对自身健康给予高度重视，增强其早期防范意识及提高后续开展干预的依从性；另一方面，也便于制订个性化的肿瘤健康管理方案，并对其效果进行评价。

肿瘤风险评估及预测方法一般有两类：①第一类为单因素

加权，将单一因素与发病或死亡的关系以相对危险度来表示其强度，得出的各相关因素的加权分数即为患病或死亡的危险性，该方法简单实用，是健康管理发展早期主要的健康风险评价方法之一。②第二类为多因素模型，基于统计学概率理论及相关数理方法（常见的有多元回归，大数据深度挖掘，如神经网络、随机森林、决策树等）建立危险因素与患病或死亡危险性之间的关系模型，可同时包括多种危险因素（见表1-1）。

表 1-1　肿瘤风险评估方法

评价方法	目的	方法	结果表示
单因素加权	评估一定特征的人患某一特定疾病或死亡的可能性	以相对危险度为基础进行加权计分	健康评分和危险因素评分等
多因素模型	评估一定特征的人患某一特定疾病或死亡的可能性	以大数据为基础，基于统计学概率理论及相关数理方法建立疾病预测模型	患病或死亡危险性，寿命损失计算等

3. 个性化肿瘤健康管理方案制订

制订并落实不同风险人群肿瘤管理方案即有效控制健康危险因素的过程。应在以上两部分的基础上，以可改变或可控制的指标为重点，制订出一套完整的健康管理干预计划和实施方案，根据干预计划和方案来进行管理服务与督导，以达到减少健康人群肿瘤发病风险或改善肿瘤患者预后的目的。

健康管理方案一般由医疗卫生机构的工作人员制订，方案要素主要包括管理对象、管理目标、管理内容、管理方式、管理手段、质量控制、效果评估、总结推广等。

管理内容包括预防干预及临床干预。预防干预主要包括生活方式干预，如膳食、运动、心理、行为、环境干预。临床干预主要包括肿瘤筛查、就医指导、诊断、治疗、康复等。不同类型人群健康管理内容重点见表1-2。

表1-2　不同类型人群健康管理内容重点

管理重点	人群			
	高风险人群	一般风险人群	肿瘤患者	康复患者
预防	A	A	—	—
筛查	B	B	—	—
就医指导	C	C	C	C
诊断	—	—	D	—
治疗	—	—	E	—
康复	—	—	F	F

注: A 预防干预。B 筛查干预。C 就医指导干预。D 诊断干预。E 治疗干预。F 康复干预。

健康管理方式主要包括个人与家庭管理、社区管理、医院管理（患者及体检人群管理）等，管理手段主要包括健康教育、行为干预、健康氛围营造等。

4. 肿瘤健康管理方案落实

为更好地实施健康干预，应根据健康管理干预计划的方案，有步骤地以多种方式和手段来帮助个人提高其肿瘤防治意识并采取行动，纠正其不良的生活方式和习惯，控制健康危险因素，实现个人健康管理计划的目标。在此过程中要重视干预计划的实施和执行情况，包括干预的具体内容、干预的方式和手段、频率和时间等，以确保目标人群主动参与干预的积极性和有效性。

5. 肿瘤健康管理动态跟踪及效果评估

为更好地进行肿瘤健康管理，应基于上述干预措施，对目标人群进行动态跟踪随访，并观察其健康管理的效果（如肿瘤风险是否降低）。健康动态跟踪及效果评估是健康管理的重要环节之一，也是体现健康管理科学性的一个重要标志。

健康状态跟踪主要通过电话、互联网等多种途径与目标人群保持联系，开展动态、连续的健康监测，跟踪个体健康管理计划的执行状况及其健康状况的变化情况，并给予其针对性的技术咨询和科学指导。

肿瘤管理效果评估主要基于健康监测结果，对目标人群的健康干预效果进行评估，分析管理效果与预定管理目标的差距并总结健康管理实施过程中出现的问题，同时实施反馈，制订下一步的干预计划或完善肿瘤健康管理方案。根据目标人群的不同健康状况和危险因素暴露的情况确定评估内容，比如对于一般风险人群，评估内容主要围绕干预前后个人肿瘤防治意识的提高，如近期是否有肿瘤危险因素的介入、肿瘤防治知识知晓水平是否有所提高；对于肿瘤高危险人群，评估其干预前后肿瘤危险因素是否有所减少（如不良行为习惯是否有所改变、健康行为习惯是否养成、部分异常指标是否有所改善），是否定期进行肿瘤筛查，肿瘤患病风险是否有所降低，肿瘤发病率是否有所下降；对于肿瘤患者，评估内容主要围绕肿瘤的早期诊断情况以及患者的心理状况、康复情况、生命质量、5 年生存率等方面，根据不同的评估结果进一步调整和优化肿瘤管理计划和方案，使目标人群的健康状况得到有效的改善。

综上所述，健康管理将从信息收集及管理、风险评估、制订并落实健康管理方案、健康状态跟踪及效果评估等方面对肿瘤进行全程管理和干预，具有科学性、可操作性等特点，在肿瘤防治中发挥着举足轻重的作用，是未来防控肿瘤的重要措施。此外，利用人工智能技术研发肿瘤智能健康管理系统，高效率、高质量地开展肿瘤健康管理也是未来的重要发展方向。

第二章 肿瘤健康信息采集及管理

一、肿瘤健康信息的采集

肿瘤健康信息包括人口学特征、生活习惯、生活行为方式、健康体检和医疗卫生服务、健康干预实施过程及干预效果等，是与肿瘤健康管理相关的各种数据、知识等资料。利用计算机信息技术，可实现对肿瘤健康信息的收集、传输、存储和统计处理，从而为促进肿瘤健康发挥积极作用。

（一）健康信息采集内容

1.个体健康相关信息

（1）人口学特征：包括年龄、性别、家庭人均月收入、教育水平、职业等。

（2）生活习惯：包括膳食习惯（如谷类、肉类、蔬菜、水果、腌制类、酒类等摄入情况）、生活方式（如吸烟、饮酒、睡眠、体力活动等）。

（3）人体测量指标：测量对象在接受调查时的身高、体重、腰围、臀围等。

（4）肿瘤患者的家族史、疾病史、女性生殖生育史等：了解其家庭一级亲属、二级亲属中是否有人死于或患有恶性肿瘤等；有无不明原因的出血、癌前病变、甲型肝炎病毒（Hapatitis

A Virus，HAV）感染、乙型肝炎病毒（Hapatitis B Virus，HBV）感染、人乳头瘤病毒（Human Papilloma Virus，HPV）感染等；了解女性月经状况、初潮年龄、生育情况等。

（5）肿瘤患者体检后身体各系统的功能状况：如血液检查（如肿瘤标志物水平）、影像学检查、内镜检查、病理诊断等。

（6）肿瘤患者的病历资料等。

2. 家庭健康相关信息

以家庭为单位，记录肿瘤患者的家庭及各成员在医疗保健活动中产生的有关健康状况、疾病动态、预防保健服务利用情况等信息。家庭健康档案一般包括以下内容。

（1）家庭基本资料：家庭住址、家庭成员个人的基本资料（如姓名、性别、年龄、职业、婚姻等）。

（2）家庭成员个人健康档案：其形式及内容与个人健康档案的个人健康相关信息部分相同。

（3）家系图：以符号的形式对家庭结构、成员间关系、患病历史等进行描述。家系图常根据不同情况采用不同的样式。一般包括三代，用"□"表示男性，"○"表示女性；"□""○"以横线（称为婚姻线）连结表示夫妇；从婚姻线的近中点向下作垂线，下端连上子女记号，如子女人数在2人及以上，可按出生顺序从左向右排列。

（4）家庭评估资料：是对家庭结构和家庭功能等评估资料的记录，包括家系图、家庭圈、家庭功能评估等。家庭功能是指家庭本身所固有的性能，以及家庭对社会和家庭成员所起的作用，APGAR家庭功能评估表包括家庭功能的适应度、成长度、亲密度、合作度、情感度等。

（5）主要问题描述：在家庭和家庭生活周期各阶段存在或发生的较为重大的生理、心理、社会等方面的问题。

3. 群体健康相关信息

1）当地居民总体肿瘤健康相关信息

（1）健康总指标：人均期望寿命、死亡率、癌症发病率和死亡率等。

（2）心理健康：精神疾病（焦虑、抑郁等）患病情况等。

（3）健康行为：吸烟（吸烟人数、吸烟时间等）、饮酒（饮酒人数、饮酒时间等）、膳食习惯（饮食口味、烟熏腊肉等制品摄入情况）、运动（经常运动人数）等。

（4）就医行为：患病后是否及时就医及对医嘱的依从性，对肿瘤早诊早治筛查项目、肿瘤随访等服务的接受度、参与度、满意度等。

2）当地环境与资源信息

（1）社区环境：①人口状况，如人口总数、年龄/性别构成等。②经济状况，如生产总值、人均收入水平、财政收入与支出等。③文化状况，如风俗习惯、居民受教育程度、对健康和卫生服务的认知与态度等。④社会环境，如行政区划、学校等组织状况等。⑤自然环境，如当地地理特征与气候状况等。

（2）社区卫生资源：①卫生资源，包括人力资源（从事肿瘤防控相关工作的医疗卫生人员的数量与种类、年龄结构、专业分布与构成等）、经费资源（如财政拨款、肿瘤防控专项建设费用）、物质资源（如病房数量、诊疗仪器）、信息资源（肿瘤诊疗记录与报告等）等。②卫生服务，包括医疗服务（不同地区、层次的医院提供的肿瘤医疗服务的种类、数量和质量等）、预防服务（肿瘤健康教育、危险因素干预活动、筛查等服务开展情况）、康复服务（康复指导、随访等服务开展情况）等。

4. 肿瘤健康管理过程信息

肿瘤健康管理过程信息包括用户肿瘤风险评估结果报告、个性化的肿瘤健康管理方案、健康干预实施过程记录、干预效果分析等。

（二）健康信息采集方法

健康信息采集方法包括资料收集、问卷调查、访谈等。

1. 资料收集

资料收集包括个体医疗相关工作记录和定期归纳整理出来的工作统计资料等。个体医疗相关工作记录主要指个体因肿瘤筛查、住院治疗的临床资料，如病理检查、影像学检查、血液检查、手术记录（这部分资料可从医院病案室或相应的检验科室等处获取），也包括社区或疾控中心登记的恶性肿瘤发病或死亡报告卡。定期归纳整理出来的工作统计资料（主要指个体医疗相关工作记录和报告卡等）应逐级上报，如社区或疾控中心的肿瘤监测数据、医院的肿瘤相关诊疗数据等，统计报表有旬报、月报、季报、年报等。

2. 问卷调查

问卷调查指通过制定详细、周密的问卷，要求被调查者据此进行回答以收集资料的方法。它是社会调查研究活动中用来收集资料的一种常用工具，其特点为调查过程标准、调查形式可匿名、调查范围广、调查效率高。可以采用普查和抽样调查等方法，对目标人群肿瘤状况及有关危险因素情况进行问卷调查，从而描述肿瘤的流行分布及其与相关因素的关系。

3. 访谈

访谈指访谈者有计划地与被管理对象进行口头交谈，以了解有关信息的方法，其特点为灵活性强，可获得直接、可靠的信息，不受书面语言文字限制，容易进行深入调查。一般流程包括设计访谈提纲、恰当进行提问、准确捕捉信息、适当作出回应、及时做好记录。访谈形式包括面对面访谈、电话访谈、网上访谈等。

（三）健康信息加工处理

信息加工处理目前主要借由计算机实现，包括信息的获取、整理、加工分析、存储、传递、检索和输出等。

1. 信息获取

主要明确信息内容和获取方法。

2. 信息整理

（1）信息核查：部分原始信息存在着虚假、错误、不完整等问题，必须对其进行核查、筛选，以获得高质量、有效的信息。

（2）信息分类：原始信息多是分散、杂乱无章的，需按照一定标准（如时间、地点、目的等），对其进行分类、整理，把具有某种共同属性或特征的信息归并在一起，并将其依照这一准则有序排列。为方便数据信息的分析统计，可建立数据库。常用的建库工具有 Epidata、SPSS、Excel 等软件，需对信息中每个变量定义字段名和字段类型。

3. 信息加工分析

信息加工分析指运用科学的分析方法对信息进行加工分析，研究特定课题的现象、过程及其之间的各种联系。常用的统计分析软件包括 SPSS、SAS、R 等，信息加工分析主要包括以下内容。

（1）信息提取：通过检索、比较、判别等分析方法提炼出有效信息。

（2）信息聚类：通过聚类、因子、内容等分析方法从表层、离散信息中识别出隐蔽、聚类信息。

（3）信息关联：利用相关分析、构建模型等方法揭示信息之间的相关性及其结构和变化规律。

（4）信息推断：使用统计推断（参数估计，如点值估计、区间估计；假设检验，如 t 检验、方差分析、非参数检验等）等方法从样本信息中推断总体信息；通过 Logistic 回归、大数据挖掘等方法建立预测模型，以从过去和现在的信息中推测未来信息（如预测个体未来肿瘤的发病风险）。

4. 信息存储

传统信息的存储形式为纸质存储，其存在保存所需空间大、保存不方便、信息检索慢等缺点。随着信息技术的发展，目前主流的信息存储形式已由纸质存储过渡到计算机存档保存，计算机存储有方便、简单、存储量大、费用少等优点。

5. 信息传递

信息传递包括信息源、信息通道和信息用户三个要素。一般在健康管理过程中主要是在收集用户肿瘤健康相关信息后，通过整理、分析，形成个体或群体报告，并通过纸质、电话、邮件、网络等途径将健康报告或健康管理效果信息传递给用户。

6. 信息检索

通过科学的信息检索方法，如病案索引、文献资料索引等，可以方便地在大量信息中进行快速、准确查找。

二、肿瘤健康档案的建立

肿瘤健康档案是肿瘤健康管理过程的规范、科学记录，可以为健康管理工作提供可靠的参考和依据，是肿瘤健康管理中不可或缺的组成部分。通过健康档案系统、肿瘤信息系统等电子系统建立肿瘤健康档案，可以系统地、完整地管理整个健康管理周期的所有健康信息资料，包括上述居民个体、群体健康信息，当地环境和资源信息，后续的肿瘤风险评估报告、健康干预计划和方案、健康干预实施过程记录等，并定期跟踪更新，从而便于管理人员和用户随时查看和监测，也为下一步开展健康干预奠定基础。

（一）健康档案的内容

健康档案的内容应与上述采集的信息一致，主要包括个人健康档案、家庭健康档案、社区群体健康档案等。

1. 个人健康档案

（1）个人健康相关信息：人口学特征、个人生活方式（如膳食习惯、睡眠等）、行为习惯（如吸烟、饮酒、体力活动等）、肿瘤家族史、女性生殖生育史、疾病史、健康检查、肿瘤疾病状态等与健康相关的信息资料。

（2）开展肿瘤健康管理过程信息：个体肿瘤风险评估报告、健康干预计划和方案、健康干预实施过程记录等，上述信息在用户干预、随访过程中会动态跟踪并进行记录与更新。

2. 家庭健康档案

家庭健康档案主要包括家庭基本资源（如姓名、性别、年龄等）、家庭成员个人健康档案、家系图、家庭评估资源、主要问题与措施等。

3. 社区群体健康档案

（1）群体肿瘤健康相关信息：健康总指标（如人均期望寿命、癌症发病率和死亡率等）、健康行为信息（如吸烟、饮酒、膳食习惯、运动等）、就医行为信息（如及时就医情况、依从性、肿瘤相关服务利用度等）等。

（2）当地环境与资源信息：社区环境信息（如人口、经济、文化、社区、自然环境等）、卫生资源信息（如人力、经费、信息等卫生资源情况，诊疗、预防、康复等卫生服务提供情况等）等，应定期跟踪并进行更新。

（二）健康档案的管理

1. 健康档案的建立

1）建档原则

（1）隐秘性：健康档案的建立以及使用过程中必须注意保护用户的个人隐私。

（2）连续性：健康档案内容应及时更新，以保持资料的连续性。

（3）准确性：按照肿瘤健康管理服务规范要求记录相关内容，记录内容应齐全完整、真实准确、规范有序。

2）健全制度

为规范肿瘤健康档案管理，必须制定有关档案的建立、使用、保管、保密等制度，并配备相应设备及专职人员，妥善保管健康档案。

3）建档过程

用户接受肿瘤健康管理服务时，由医疗卫生人员负责为其建立肿瘤健康档案，根据其主要健康问题和卫生服务提供等情况填写相应记录，并进行编码，确定其唯一身份识别码。当对已建档用户进行干预、随访时，可通过唯一身份识别码调取其健康档案，由医护人员根据干预或随访情况，收集相关资料并记录、补充和更新相应内容。

2. 健康档案的保管和存放

随着信息技术的发展，目前健康档案已由纸质健康档案逐步过渡为电子健康档案。纸质健康档案可装入用户健康档案袋统一集中存放，保管纸质健康档案要具有档案保管设施设备，按照防盗、防火、防高温、防晒、防尘、防潮、防虫等要求妥善保管，并指定专人负责健康档案管理工作，保证健康档案的完整、安全。电子健康档案通常将信息存储到健康档案系统、肿瘤信息系统等软件系统中，把服务器设置在社区或医院等机构，并对相关数据进行加密处理，以保证其安全性。

第三章　肿瘤风险评估

肿瘤风险评估是健康管理的核心环节，作为预防和控制肿瘤发生的技术手段，其有两方面作用：一是明确危险因素对肿瘤的影响，早期识别存在潜在风险的人群，降低其发病风险，预警其身体状况并提醒其及时就诊；二是有效帮助医疗工作者利用评估结果，制订个体化干预措施。主要包括以下步骤。

（一）个人基本信息和病史收集

个人基本信息和病史收集是进行肿瘤风险评估的基础。主要包括：基本信息，如年龄、性别等；现在健康状况、是否有癌症病史及家族遗传史等；生活习惯，如吸烟、身体活动、饮食习惯及饮酒状况等；其他危险因素，如精神压力等。为了保证风险评估效果，收集数据应全面、准确，选择因素应客观，测量方法应简单且易控制。

（二）相关检查

相关检查包括对可能存在问题的身体部位进行检查，如乳腺、胃等。常见的癌症筛查项目包括乳腺癌筛查〔乳腺钼靶 X 线检查、乳腺超声检查、磁共振成像（MRI）检查〕、肺癌筛查（低剂量螺旋 CT 检查）、结直肠癌筛查（粪便隐血试验、结肠镜检查）、肝癌筛查（肝脏彩超、血清甲胎蛋白检测）、胃癌筛查（胃镜检查、血清学检测）等。

（三）风险评估模型

风险评估模型可以通过统计学方法和数学模型对数据进行评估和分析，计算出个体在未来某个时间段内可能患上特定癌症的概率。肿瘤风险评估方法主要分为以下两类。

1. 单因素加权法

将单一影响因素与肿瘤的关系以相对危险度表示其强度，算出的加权分数即为患病危险度。该方法比较适合一些病因较明确的肿瘤，例如国外常用的哈佛癌症风险指数就是这种方法的典型代表。公式为：

$$RR = \frac{RR_{I1} * RR_{I2} * ... RR_{In}}{[P_1 * RR_{c1} + (1 - P_1 * 1.0)] * [P_2 * RR_{c2} + (1 - P_2 * 1.0)] * ... [P_n * RR_{cn} + (1 - P_n * 1.0)]}$$

RR 指某人患肿瘤与一般人群比较的相对风险；RR_I 为存在危险因素的相对危险度；P 为人群中暴露于某一危险因素者的比例；RR_c 为由专家小组对危险因素的相对危险度设置的参数。具体使用方法如下。

（1）查阅文献确定评估肿瘤的危险因素及相对危险度。

（2）根据公式计算个体患病的相对风险，根据哈佛癌症风险指数制定的 7 个等级标准（见表 3-1），确定个体的风险等级。

表 3-1　肿瘤风险水平等级划分表

个体风险分值	风险等级
$RR < 0$	很低
$0 \leq RR < 0.5$	较低
$0 \leq RR < 0.9$	低
$0.9 \leq RR < 1.1$	一般
$1.1 \leq RR < 2.0$	高
$2.0 \leq RR < 5.0$	较高
$RR \geq 5.0$	很高

（3）计算个体患病的绝对风险，即用相对风险乘以一般人群某病的发病率。

2. 多因素模型法

多因素模型是建立在多因素数理分析的基础上，基于统计学概率理论得出多个危险因素与患病危险性之间的关系模型。

1）传统模型

目前，癌症风险评估模型多采用 Logistic 回归或 COX 回归等多因素统计方法，如分析年龄、吸烟、饮酒、饮食情况等是否影响某种癌症的发生。Gail 模型是目前最精确、最权威的乳腺癌评估模型，采用的是 Logistic 回归分析方法，模型最终纳入年龄、种族、初潮年龄、初产年龄、个人乳腺病史、乳腺癌家族史以及乳腺活检次数 7 个风险评估因子，以进行乳腺癌的风险评估。

2）机器学习

传统统计学方法要求变量独立且在处理变量共线性问题上具有一定局限性，机器学习可以较好地处理大数据，目前应用于肿瘤风险评估的常见机器学习方法有随机森林、神经网络、支持向量机、决策树等（见表 3-2）。

表 3-2　常见机器学习方法

方法	原理	优点	缺点
随机森林	通过自助法重采样技术，从原始训练样本集 N 中有放回地重复随机抽取 n 个样本，生成新的训练样本集和训练决策树，然后按以上步骤生成 m 棵决策树并组成随机森林，新数据的分类结果按分类树投票多少形成的分数而定	①能处理很高维度的数据，并且不用做特征选择 ②每棵树随机选择样本并随机选择特征，具有很好的抗噪能力，性能稳定 ③数据缺失时，仍可以维持准确度	①参数较复杂 ②模型训练和预测都比较慢

续表

方法	原理	优点	缺点
神经网络	模拟人脑神经系统处理信息。基本原理是大量单元互联组成的运算模型，每个单元即为神经元	①适合并行分布式计算 ②作为深度学习的基石	①结果不易解释 ②计算量大、耗时长、资源消耗大
支持向量机	寻找一个分类器使得超平面和最近的数据点之间的分类边缘（超平面和最近的数据点的间隔被称为分类边缘）最大，通常认为分类边缘越大，平面越优，通常定义具有"最大间隔"的决策面就是其要寻找的最优解。并且最优解对应两侧虚线要穿过的样本点，称为"支持向量"	①错误率低 ②分类速度快 ③结果易解释	①难以训练大规模数据 ②解决多分类问题较困难 ③对缺失数据、参数和核函数选择敏感
决策树	基于树结构，从顶往下，依次对样本的（一个或多个）属性进行判断，直到决策树的叶节点，并导出最终结果	①易于理解和解释、可视化分析，容易提取出规则 ②能够处理不相关的特征 ③可以处理连续和离散数据	①对于各类别样本数量不一致的数据，信息增益偏向于那些更多数值的特征 ②容易过于拟合

在实施过程中，应根据不同癌种和数据，选择适当的方法建立肿瘤风险预测模型。国外常用的模型包括 Gail 模型、Tyrer-Cuzick 模型、Claus 模型、Lung-RADS 模型等，国内常用城市癌症早诊早治项目中的防癌风险评估问卷或各癌种指南，可以根据不同的实际情况进行选择和应用。此外，对于高风险癌症家族，可根据遗传咨询和遗传检测的结果，进行更精准的风险评估并给出个性化的防癌建议。肿瘤风险评估虽然可以帮助个体预测患癌

风险，但并不是绝对准确的。因为每个人的身体状况和生活习惯不同，癌症的发生和发展具有很大的随机性，所以，在进行肿瘤风险评估时，还需结合临床实际情况进行综合判断和决策。常见的恶性肿瘤风险评估工具见表3-3。

表3-3 常见恶性肿瘤风险评估工具列表

工具名称	研发单位	评估对象	评估方法
Your Disease Risk	华盛顿大学医学院	40岁及以上居民	登陆 L.Your Disease Risk® – Prevention – Siteman Cancer Center（wustl.edu）网站获取相关资料
常见恶性肿瘤风险评估工具	复旦大学附属肿瘤医院	—	关注"复旦大学附属肿瘤医院"微信公众号，点击"互动+"，再点击"癌症风险评估"填写相关信息，评估患癌风险
重庆居民癌症自助风险评估小程序	重庆市癌症中心和重庆市肿瘤防治办公室	35～74岁居民	关注"重庆大学附属肿瘤医院"微信公众号，点击"便捷服务"，再点击"风险评估"填写相关信息，评估患癌风险
癌症风险评估系统（1.0版）	佰惠早筛健康技术公司与北京大学肿瘤医院	—	关注"佰惠早筛"微信公众号，点击"我要咨询"，再点击"患癌风险评估"填写相关信息，评估患癌风险
居民肿瘤智能健康管理系统小程序	四川省肿瘤医院	—	微信搜索"居民肿瘤智能健康管理系统"，点击"风险评估"填写相关信息，评估患癌风险

第四章 肿瘤健康管理方案制订

一、方案制订

肿瘤健康管理方案是指根据个人的健康状况和高危因素，制订科学化、系统化、个性化的健康管理计划，从而达到降低肿瘤发病和死亡风险的目的。肿瘤健康管理方案通常包括管理对象、管理目标、管理内容、管理方式、管理手段、质量控制、效果评估、总结推广等内容。

肿瘤健康管理方案一般由医疗卫生机构的工作人员制订。

（一）管理对象

健康管理方案制订前首先要进行肿瘤相关健康信息采集及管理、肿瘤风险评估或疾病分析，判断管理对象是一般风险人群、高风险人群、肿瘤患者还是康复患者。

（二）管理目标

1.一般风险人群

（1）知识：增加一般风险人群肿瘤预防、筛查、诊断、治疗、康复等方面的知识。

（2）行为：使一般风险人群保持肿瘤相关健康行为、改变不健康行为，如戒烟限酒、平衡膳食、适量运动、控制体重、调适心理、接种疫苗、健康性行为、避免过度劳累等。

2. 高风险人群

在一般风险人群健康管理目标的基础上，减少其他可改变的高危因素，提高其筛查依从性。

3. 肿瘤患者

使肿瘤患者得到及时治疗，提高其治疗依从性，正确照护。

4. 康复者

降低康复者再次患癌、复发和转移的概率，延长其生存时间，提高其生活质量。

（三）管理内容

1. 一般风险人群

（1）知识：对各高发癌种预防、筛查、诊断、治疗、康复等方面的知识进行推送或讲解。

（2）行为：帮助一般风险人群区分肿瘤相关健康行为和不健康行为，对其健康行为进行肯定，对其不健康行为进行干预。①平衡膳食。记录个体饮食情况，指导其填写膳食问卷，对其饮食结构进行评价，并提供个性化的饮食建议，制订切实可行的饮食计划。②戒烟。进行吸烟危害性教育，让吸烟者有避开他人的意识，不吸烟者有远离二手烟的认知；根据吸烟者的个体差异和需求，制订个性化的戒烟计划和方案。③限酒。了解重度饮酒者的饮酒动机和习惯，制订个性化的干预方案。④加强锻炼。综合个体的性别、年龄、体脂率、心率等生理指标，生活习惯、工作压力和睡眠质量等社会心理因素，以及其运动目标和喜好，制订包含运动项目、运动强度、运动时间和运动频率等方面的运动处方，并定期监测其运动效果，及时调整运动方案，保证运动安全有效。⑤改变不健康性行为。了解个体的性观念和性行为，然后进行有针对性的干预。⑥调适心理。对个体的心理健康状况进行评价，然后针对评价结果，为其提供自我情绪调节的方法、人际交往的技巧和寻求专业咨询的途径，及时疏导个体的不良情绪，保持其心理健康。⑦接种疫苗。了解个体的疫苗接种认知和情况，帮助其完成相关疫苗的接种。⑧避免过度劳累。了解个体的工作时间、休息时间和睡眠时间，帮助其养成规律作息的习惯，并为其提供放松解压的方式。

2. 高风险人群

在一般风险人群健康管理内容的基础上增加相关内容。

（1）减少其他高危因素：如治疗癌前疾病或癌前病变等。

（2）定期筛查高危癌种：增加高危癌种筛查知识，如筛查方式和频率等，提高筛查依从性。

3. 肿瘤患者

（1）就医指导：为肿瘤患者提供何时赴院、怎么看病、怎么检查、如何入院、如何出院等就医指导，可帮助患者便捷就医，减少无效的时间和精力消耗。

（2）诊治知识：对肿瘤患者进行疾病诊治的健康教育，可加深患者对诊治过程的理解，有利于医患共同进行决策，提高患者对诊治的依从性，引导患者将身体变化反馈给医生，提高治疗效果。

（3）照护要点：正确照护能保证治疗顺利进行，促使患者尽快恢复。

4. 康复者

（1）后续诊治：加强肿瘤康复健康教育，指导康复者遵医嘱接受后续治疗，并定期复查。

（2）预防：讲解或推送预防再次患癌、癌症复发或转移的知识，指导康复者改变不健康行为，减少其他可改变的与再次患癌、癌症复发或转移有关的高危因素。

（3）营养：让康复者了解康复过程中的营养知识。如有必要，可由营养师为其制订并实施个体化营养康复方案，并做好记录和监测，随时调整营养计划。

（4）心理：为康复者提供心理疏导，帮助他们正确认识癌症，减少厌食、失眠等症状的发生和焦虑、抑郁等心理的出现。

（5）康复锻炼：应由临床医生负责康复者的医学风险评估，告知其运动禁忌证，再由运动治疗师负责其运动治疗和疗效评价。

（四）管理方式

肿瘤健康管理的方式主要有自我管理、家庭管理、社区管理和医院管理。

（1）一般风险人群：一般风险人群的健康管理方式主要是自我管理和家庭管理。

（2）高风险人群：高风险人群的健康管理方式主要是自我管理、家庭管理、社区管理和医院管理。

（3）肿瘤患者：肿瘤患者的健康管理方式主要是自我管理、家庭管理和医院管理。

（4）康复者：肿瘤康复者主要的健康管理方式是自我管理、家庭管理、社区管理和医院管理。

（五）管理手段

肿瘤健康管理的手段包括健康教育、健康咨询、健康干预和监测评估。

（六）质量控制

健康管理质量控制是指在健康管理的过程中，对健康管理的目标、内容、方法、效果等进行规范、监督和评价，以保证健康管理的质量和效益的一系列活动。

（七）效果评估

分析管理效果与预定管理目标的差距，并对健康管理方案的实施进行成本效果分析；总结健康管理实施过程中出现的问题，同时做好反馈工作，并制订下一步的干预计划或完善肿瘤健康管理方案。

（八）总结推广

将优化后的健康管理方案总结成通用的模板，用于更大范围的借鉴使用。

二、方案模板

（一）一般风险人群

一般风险人群肿瘤健康管理方案模板见图4-1。

一般风险人群肿瘤健康管理方案模板

一、管理对象
一般风险人群。
二、管理目标
增加一般风险人群癌症防治知识，改变其肿瘤相关不健康行为。
三、管理方式
自我管理、家庭管理。
四、管理手段
健康教育、健康咨询、健康干预和监测评估。
五、管理内容
癌症防治知识讲解或推送；指导一般风险人群平衡膳食、戒烟、限酒、加强锻炼、改变不健康性行为、调适心理、接种疫苗、避免过度劳累等。
六、质量控制
实施前、实施中、实施后。
七、效果评估
目标完成情况、成本效果分析、总结经验教训。
八、总结推广
形成模板，完善推广。

图4-1 一般风险人群肿瘤健康管理方案模板

（二）高风险人群

高风险人群肿瘤健康管理方案模板见图4-2。

高风险人群肿瘤健康管理方案模板

一、管理对象

高风险人群。

二、管理目标

增加高风险人群癌症防治知识，改变其肿瘤相关不健康行为，减少其他可改变的高危因素，提高其筛查依从性。

三、管理方式

自我管理、家庭管理、社区管理、医院管理。

四、管理手段

健康教育、健康咨询、健康干预和监测评估。

五、管理内容

癌症防治知识讲解或推送；指导高风险人群平衡膳食、戒烟、限酒、加强锻炼、改变不健康性行为、调适心理、接种疫苗、避免过度劳累等；减少其他可改变的高危因素如治疗癌前疾病或癌前病变等；定期筛查高危癌种。

六、质量控制

实施前、实施中、实施后。

七、效果评估

目标完成情况、成本效果分析、总结经验教训。

八、总结推广

形成模板，完善推广。

图4-2　高风险人群肿瘤健康管理方案模板

（三）肿瘤患者

肿瘤患者肿瘤健康管理方案模板见图4-3。

肿瘤患者肿瘤健康管理方案模板

一、管理对象

肿瘤患者。

二、管理目标

使肿瘤患者得到及时治疗，提高其治疗依从性，正确照护。

三、管理方式

自我管理、家庭管理、医院管理。

四、管理手段

健康教育、健康咨询、健康干预和监测评估。

五、管理内容

就医指导、诊治知识、照护要点。

六、质量控制

实施前、实施中、实施后。

七、效果评估

目标完成情况、成本效果分析、总结经验教训。

八、总结推广

形成模板，完善推广。

图4-3　肿瘤患者肿瘤健康管理方案模板

（四）康复者

康复者肿瘤健康管理方案模板见图4-4。

康复者肿瘤健康管理方案模板

一、管理对象

肿瘤康复者。

二、管理目标

降低康复者再次患癌、复发和转移的概率，延长其生存时间，提高其生活质量。

三、管理方式

自我管理、家庭管理、社区管理、医院管理。

四、管理手段

健康教育、健康咨询、健康干预和监测评估。

五、管理内容

对康复者进行再次患癌、复发或转移等方面的预防知识以及肿瘤康复知识的推送或讲解；监测康复者接受后续治疗及定期复查的情况，如有异常，及时干预；制订改变不健康行为、减少可改变高危因素的干预方案；对康复者的营养状况进行评估监测，如有必要可由营养师制订并实施个体化的营养方案，并监测调整；监测康复者的心理状况，提供心理疏导的方式，帮助他们及时消除负面情绪；在临床医生和运动治疗师的共同参与下，制订康复锻炼方案。

六、质量控制

实施前、实施中、实施后。

七、效果评估

目标完成情况、成本效果分析、总结经验教训。

八、总结推广

形成模板，完善推广。

图4-4　康复者肿瘤健康管理方案模板

第五章　肿瘤健康管理主要内容

健康管理是肿瘤预防与治疗的关键一步，是有效控制肿瘤的发生或发展、减轻肿瘤疾病负担和提高肿瘤患者生存质量的重要举措，并贯穿肿瘤患者的整个生命周期。肿瘤健康管理主要包括以下五个方面。

一、预防方面

（一）膳食营养

膳食营养对肿瘤的发生既有正面影响又有负面影响，如摄入加工肉和由盐腌制的食品（泡菜和鱼干等）可提高患胃肠道肿瘤的风险，而乳制品、牛奶、钙和全谷物的摄入与结直肠癌风险呈负相关，咖啡摄入与肝癌和皮肤基底细胞癌发病风险呈负相关。

不同膳食模式对癌症的作用也不同。如地中海膳食模式富含抗氧化剂、抗炎物质和胰岛素增敏剂等营养物质，该膳食模式通过限制热量而刺激腺苷 – 磷酸激活的蛋白激酶 [Adenosine 5'–monophosphate (AMP)–activated protein kinase，AMPK] 蛋白，使细胞生长和增殖的主要癌基因调节因子——哺乳动物雷帕霉素靶蛋白（Mammalian Target of Rapamycin，mTOR）的产生减少，限制癌细胞的 DNA 损伤的修复能力；且限制热量并减少摄入动物蛋白可使血浆中胰岛素样生长因子 –1（Insulin–like Growth

Factor-1，IGF-1）水平下降，无法与胰岛素一起激活 PI3K-Akt-mTORC 信号通路，进而无法为癌细胞的生长代谢提供能量，限制癌症的发展。

生酮膳食模式［高脂肪摄入、中低蛋白消耗和极低碳水化合物摄入（碳水化合物＜50 g）］是控制癌症的一个有潜力的方法。它具有降胰岛素抗癌作用，可在癌症早期阶段延缓或阻止癌症进展，也可预防癌症并发症，如恶病质和肥胖。但目前关于生酮膳食模式在癌症预防和进展中的作用的研究数据很少，且研究数据质量较低，现有证据不足以明确生酮膳食模式的疗效，因而将其纳入肿瘤健康管理与否仍然存在争论。

同时也有少量研究探索了癌症确诊后的膳食管理模式，如禁食模拟、葡萄糖限制和果糖限制等，还有研究指出蜂蜜、柚皮素和橙皮苷对乳腺癌患者有辅助治疗作用。由于对膳食和营养分子机制的研究刚刚起步，各膳食模式对细胞水平代谢的影响尚不清楚。因此需要研究不同人群的膳食摄入情况，分析正常人和肿瘤患者的代谢差异，从而进一步了解膳食对肿瘤代谢的影响，最终实现不同人群的合理膳食模式管理。

（二）运动

2018 年体力活动指南咨询委员会（Physical Activity Guidelines Advisory Committee，PAGAC）的科学报告显示，有强有力的证据表明运动可降低患膀胱癌、乳腺癌、结肠癌、子宫内膜癌、肾癌、贲门癌以及食管腺癌的风险；中度证据表明运动可降低患肺癌的风险，但运动对患卵巢癌、胰腺癌、前列腺癌以及口腔癌、咽癌和喉癌的保护作用有限。相较于最低强度的运动，高强度运动可致癌症风险降低幅度为 10%～20%，其中，肺癌的患病风险降低幅度较大（约为 25%），可见运动强度增加与癌症风险降

低之间存在剂量 – 反应关系。据统计，全球约 24% 的人口缺乏运动，且在全球乳腺癌、结肠癌和子宫内膜癌患者中，缺乏体力活动的中位人群归因分数为 12% ~ 19%，因此，通过定期体力活动预防癌症在减轻全球负担中相当重要。据世界癌症报告推荐，每周至少 150 min 的中等强度至高强度水平的有规律的有氧活动对与癌症风险相关的生物标志物具有有益的影响。

（三）性行为

不健康的性行为会增加患癌风险，尤其与特定人群、性交方式和 HPV 病毒感染等因素明显相关。

同性恋、双性恋、变性人等人群与特定癌种有一定关联。人类免疫缺陷病毒（Human Immunodeficiency Virus，HIV）阳性男男性行为人群的肛门癌发病率（45.9/10 万人年）是 HIV 阴性男男性行为人群发病率（5.1 / 10 万人年）的 9 倍，但后者仍高于普通人群。有研究指出，同性恋或双性恋女性患乳腺癌和宫颈癌的可能性高于异性恋女性；且由于同性恋女性未育率和肥胖率较高，其患子宫内膜癌的风险可能较异性恋女性更高。男同性恋者患肺癌的风险可能高于女同性恋者；同性恋男性的前列腺癌加权患病率估计值（5.3%）较异性恋男性加权患病率估计值（16.5%）和双性恋男性加权患病率估计值（14.3%）低下，且感染 HIV 的男性患前列腺癌的风险比普通男性低 50%，但这些研究数据证据不足。

口咽黏膜暴露于 HPV 感染导致口咽癌风险增加取决于特定的性行为：终身口交（经口性行为）性伴侣数越多，首次口交年龄越早，初次性行为的先后顺序即首次接触 HPV 是通过口腔黏膜而非生殖器时，发生 HPV 相关口咽癌的风险越大；HPV 感染的危险因素包括性活动早发、多性伴侣或伴侣多性伴侣等，持续感染 16、18 型 HPV 会增加患宫颈癌的风险。

尽管对性行为与癌症之间关系的认识尚不足，但及时进行HPV疫苗接种、常规进行癌症筛查和社会及专业医护人员的安全性教育与心理指导仍是有效的防癌措施，未来也需开展更多基础及临床方面的研究。

（四）吸烟

烟草暴露会增加 20 余种肿瘤的发病风险，恰当的控烟政策对改善人群生活质量具有重要意义。为协助各国高效实施《世界卫生组织烟草控制框架公约》的有关降低烟草需求条款，2007 年 WHO 推出名为"MPOWER"的高效益控烟策略包，分别为：监测烟草使用与预防政策（Monitor）；保护人们免受烟草烟雾危害（Protect）；提供戒烟帮助（Offer）；警示烟草危害（Warn）；确保禁止烟草广告、促销或赞助（Enforce）；提高烟草税（Raise）。控烟使得美国 1964—2012 年有 800 万人免于过早死亡；采用 MPOWER 策略包中一条政策以上的 88 个国家在2007—2014 年使得 2 200 万人免于死亡。

尽管各国当前控烟力度各有差异，各项控烟政策尚未充分发挥作用，但其产生的公共健康效益是显而易见的，如将香烟价格提高 50%，11 个中等收入的亚洲和拉丁美洲国家的 20 亿男性（其中有 5 亿烟民）因戒烟可以增加 4.5 亿生命年。与此同时，如何降低人群开始吸烟的年龄、如何制定合理的烟草法律、如何有效促进戒烟咨询和治疗通道的建设以及如何消除二手烟暴露仍是控烟措施施行中面临的挑战。

（五）饮酒

《2020 年世界癌症报告》显示，酒精造成的全球癌症负担重，且未来有加剧的趋势，因此降低普通人群的酒精消耗是高效、低成本的肿瘤防治方式之一。由于酒精在不同国家 / 地区导致的肿瘤患者死亡数和肿瘤致质量调整生命年的减少有所差异，所以各国／地区可采取的限酒政策和措施也不同。

相关政策和措施如下：在个体和社会层面，WHO 推行的干预措施"best buys"包括对酒精饮料增税、限制零售酒精饮料的获取途径和限制对酒精产品的广告与宣传；在酒精相关癌症问题上，可以对与酒精有协同致癌作用并直接影响酒精相关癌症的风险因素（如吸烟）采取对应的管控措施，进而控制酒精相关肿瘤的发生；同时及时识别早期肿瘤症状并及早治疗，这在酒精相关的结直肠癌和乳腺癌中减负作用较大；最后，医疗工作者对人群的干预措施亦十分重要，如阐明酒精致癌的原因和提高人群的癌症防治意识。

然而，目前限酒的相关政策和指南观点不一。一些指南规定了适量饮酒的限制量，而另一些指南则报告任何数量的酒精使用都对人体健康有害。限酒措施要根据不同国家／地区的多种背景综合抉择，同时还需要有效可行的研究数据支撑等。

（六）心理问题

关注肿瘤患者的心理问题，对帮助肿瘤患者应对疾病、回归社会、重塑积极健康的生活和提高肿瘤患者的生活质量具有重要意义。目前有关肿瘤患者的心理研究数据较少且涉及范围较局限，相关研究显示，心理疗法对乳腺癌患者的创伤后成长（Post-Traumatic Growth，PTG）有积极意义，积极应对、寻求情感支持和回避应对是乳腺癌患者 PTG 的影响因素，其正面影响依次递减；"宿命"应对策略和领悟社会支持可以提高患者的 PTG 水平；联合相关社会心理学理论与患者临床情况，目前可以采取引导式干预、家庭尊严干预、认知情绪干预、心理教育小组、正念疗法和书写表达等方式对乳腺癌患者进行干预。也有研究指出应激可能通过激活交感神经系统释放肾上腺素和去甲肾上腺素以及激活下丘脑 – 垂体 – 肾上腺轴释放皮质醇来促进癌症发展，因此阻断 β – 肾上腺素能信号通路可能会减少癌症的发展，且有关乳腺癌的临床前研究表明，非选择性 $β_{1/2}$ – 受体阻滞剂的使用与肿瘤生长和转移的减少有关，所以神经精神系统减压疗法可能是未来肿瘤患者治疗的策略之一。

此外，有研究表明，心身治疗（Mind–Body Therapies，MBTs）在减少儿童肿瘤病理相关症状方面有一定效果。MBTs 的管理模式可以随着技术推广，促进家庭参与护理，从而提高患者及其家属的生活质量，但仍需进一步的研究来确定 MBTs 在儿童肿瘤中的作用。

二、筛查方面

（一）常规肿瘤筛查

常规肿瘤筛查可以及早发现并处理癌前病变和肿瘤，进而优化个体生活质量，减轻其家庭医疗负担，降低其肿瘤发病率和死亡率，对个人、家庭和社会具有健康和经济效益。美国癌症协会（American Cancer Society，ACS）2020 年发布的《2020 年癌症统计》资料显示，2009—2015 年局部转移肿瘤患者 5 年生存率远远高于远处转移癌症患者（89% vs 21%）。在医疗支出方面，结直肠癌癌前病变的治疗费用约为 2 万元，而其晚期（Ⅳ 期）的治疗费用超过 25 万元；晚期肺癌患者治疗费用是早期肺癌患者治疗费用的 2 倍以上。

早期筛查技术（早筛）包括内镜检查、影像学检查（MRI 检查、CT 检查等）和组织活检等技术。如在美国国家肺癌筛查试验（National Lung Screening Trial，NLST）中，低剂量 CT 的肺癌筛查技术与 X 线检查组比较,肺癌死亡率相对降低了 20%［95%*CI*（6.8，26.7），*P*=0.004］，全因死亡率降低了 6.7%［95%*CI*（1.2，13.6），*P*=0.02］；在荷兰 – 比利时肺癌筛查试验（Nederlands–Leuvens Longkanker Screenings Onderzoek，NELSON）中，10 年后肺癌累积死亡率下降了 24%；一项来自中国的 2021年基于人群的前瞻性队列研究（1 016 740 名参与者）表明,一次性低剂量 CT 筛查可使肺癌死亡率下降 31%,全因死亡率下降 32%。

由于传统早筛手段仍具有医疗资源不足（如我国内镜医生相对匮乏）、依从性低（如内镜筛查属于侵入性检查,检查过程较为痛苦）、敏感性和特异性不理想、存在并发症（如出血、感染等）等诸多局限性,且多数癌种尚无有效的早筛技术；因此,为了克服这些障碍,肿瘤早筛新技术近年来成为研究热点。

（二）肿瘤早筛新技术

当前正在开展研究的肿瘤筛查有以下几种。

（1）液体活检：液体活检是一种非侵入式的血液检测,能通过检测肿瘤或其转移灶释放到血液中的循环肿瘤细胞（Circulating Tumor Cells，CTC）、循环肿瘤 DNA（Circulating Tumor Deoxyribonucleic Acid，ctDNA）碎片和外泌体来判断肿瘤的基因突变情况,属于非侵入性检查,取样方便且可重复,能有效应对肿瘤异质性,可实现泛癌种检测。

（2）基因检测：基因检测是肿瘤精准诊治的前提和核心内容之一,二代测序技术能够高通量地检测分析肿瘤中的驱动基因,实现肿瘤精准诊疗。

（3）人工智能辅助癌症筛查技术：包括减少辐射剂量、病灶检测、病灶定性和个性化筛查时间间隔等,可充分满足人们对算法可解释性的需求。消化内镜领域利用人工智能技术如卷积神经网络、深度学习模型等，使得数据特征的提取摆脱人工提取低效和不完全的局限性，可以提高消化道肿瘤的检出率。

当然，肿瘤筛查也存在巨大的技术和生物学方面的挑战。比如，由于对早期癌症生物学的认识局限性，尚不能确定癌症转变过程对细胞微环境和免疫系统的影响机制；如何构建患癌风险模型和明确筛查高危人群；如何高效寻找和验证癌症检测的生物标志物；如何开发准确的早期检测技术；如何确定早期检测试验的规模和正确解读试验结果；如何降低技术成本等。

三、就医方面

为肿瘤患者提供临床和非临床的整合信息，促进他们对诊断和推荐治疗的理解，有助于实现就医过程高效化，节约医患双方时间成本，优化医患关系。就医指导主要包括明智就医和谨防诈骗两方面。

（一）明智就医

明智就医应包括以下 5 点。

1. 何时赴院

（1）身体出现十一大警告信号（详见本书第七章相关内容）。

（2）怀疑身体某方面出现问题，化疗前一周期完成后按规定间期继续下一周期治疗。

（3）出院后出现各类不适（如胸闷、气紧等）。

（4）出院后按时入院复查。

2. 怎么看病

患者要准备好身份证、医保卡、病历和手机；要充分了解医院挂号时间和挂号方式（如现场 / 微信 / 电话等），注意取消预约 /退号的流程要求，按需选挂普通号 / 专家号。其中微信挂号流程可通过自行关注医院的官方公众号并仔细浏览相应内容获得。

3. 怎么检查

检查一般要注意以下问题。

（1）CT 检查和核医学检查均有放射性。

（2）很多抽血化验检查要求空腹。

（3）超声检查有些要求膀胱充盈，即需提前饮下足量的水。

（4）携带金属者不可做 MRI 检查。

4. 如何入院

不同医院的入院手续有所差异，可自行咨询院方工作人员或浏览医院官网上的入院流程相关文件。

5. 如何出院

可向医生和护士咨询出院流程，或自行在医院官网上查阅相关文件。

（二）谨防诈骗

患者要学会识别诈骗行为，应掌握以下 4 点。

1. 地点

诈骗发生的地点一般为医院挂号处、医院大门附近、医院周边旅馆、地铁口、火车站、汽车站等；也可发生在网络上，如各大网络论坛、健康交流网站等。

2. 轻信诈骗的危害

诈骗人员向患者 / 家属推介医疗服务并进行恐吓或诈骗，被推荐机构 / 行医人员不具备相应的医疗资质或医疗技术，使用假冒伪劣的药品、器械，治疗过程不严格按照规范操作等极易导致患者出现各种并发症，以致其财产损失、病情贻误，甚至危及生命。

3. 诈骗的常见套路

（1）装老乡，套近乎。

（2）"偷梁换柱"，以假换真。

（3）"真情关怀"，低价促销。

（4）"网上带货"。

4. 防诈骗的方法

防诈骗要做到：不轻信，多了解，询官方，要机警。

四、诊治方面

肿瘤患者的诊断和治疗相关的管理应综合考虑患者和医院相关情况。患者在明确诊断前应配合医生完善相关检查，期间患者要做好"衣食住行"四大准备，还要在此期间等待检查结果；明确诊断并经医生综合评估后可采取进一步治疗决策，医患双方根据患者病情、治疗耐受程度、经济情况以及个人和（或）家属意愿等方面作出最优治疗决策。根据治疗方式的不同，患者需要住院或在门诊接受治疗，治疗期间要与医生做好沟通并服从医院管理。存在特殊情况者还要注意转诊和转院等情况，转诊或转院后仍需按规定流程接受管理。另外，患者如对费用有任何疑问，可向医生、缴费处和医疗保险部门等咨询了解。

五、康复方面

我国肿瘤康复管理尚处于探索阶段，结合国际康复医学动态，融入中医治疗，旨在探索一套整合"防、治、康、养"资源的中国特色肿瘤康复方法。肿瘤患者的康复管理应包括以下几点。

（1）营养支持：营养在肿瘤治疗中至关重要。研究数据显示，30% ~ 80% 的肿瘤患者合并营养不良，50% ~ 80% 的肿瘤患者会出现恶病质，而约 20% 的肿瘤患其直接死因是营养不良或恶病质的恶化发展。营养不良会严重影响患者的肿瘤治疗效果和预后。因此针对营养不良的肿瘤患者，营养师应为其制订个体化营养康复方案并指导实施，同时做好记录和监测，随时调整营养治疗计划。

（2）康复锻炼：康复锻炼有利于改善肿瘤患者身体功能，提升其生活质量。康复锻炼应由临床医生负责医学风险评估，提示存在运动禁忌证者，应由运动治疗师负责其运动治疗和疗效评价。

（3）心理干预：由精神科/心理医生实施的专业心理干预治疗在肿瘤患者整个治疗过程中具有重要作用。①对症用药，做好症状管理，改善患者疼痛、呕吐、厌食、失眠、焦虑、抑郁、疲劳等症状。②根据指南为患者提供心理干预，帮助患者正确认识癌症，并提供人文关怀。

（4）中医治疗：应根据患者所接受现代治疗的不同阶段及症状主次，由医生评估并给予不同的中西医结合治疗，发挥在围手术期缩短康复时间，增强体质；在辅助治疗期增加辅助治疗通过率，减轻治疗毒性；在随访观察期提高免疫功能，预防肿瘤复发、转移；在晚期姑息治疗期改善症状等作用。

（5）构思肿瘤康复方案的设计理念：依靠 WHO《国际功能、残疾和健康分类》（*International Classification of Functioning, Disability and Health*）框架进行肿瘤康复方案设计，以满足患者身体功能与结构、活动与参与和环境因素三方面的需求。

（6）争取构建"以健康为中心 + 临床科研并重 + 实现肿瘤全程治疗规范化管理"的肿瘤预防、治疗、康复一体化模式，并注重提升医护人员、患者和政府对肿瘤康复价值的认知，以及在医疗保险和商业保险中体现肿瘤康复的价值。

第六章　肿瘤健康管理主要方式

一、自我与家庭健康管理

（一）自我健康管理

1. 什么是自我健康管理？

自我管理是指在卫生保健专业人员的指导下，个体掌握基本的健康知识和技能，对自己的身体健康信息和健康危险因素进行分析，确认自身存在的影响健康的危险因素或疾病，并采取综合措施排除或减少健康危险因素，使自己活得更好、更久、更有活力。

2. 自我健康管理的步骤

（1）了解自身健康状态：要了解自身健康状态，第一步需进行个体健康状况信息采集，即寻找、发现健康危险因素的过程。信息采集的途径包括日常生活调查、健康体检和病因检查等。采集的信息既包括个体一般情况（如年龄、性别、身高、体重等）、目前健康状况、疾病家族史、生活方式（如膳食、身体活动、吸烟、饮酒等），也包括体检后身体各系统的功能状况，实验室检查后的血糖、血脂等一些重要指标。

（2）接受患癌风险评估：根据采集到的个体健康信息，对个体的健康状况及未来患癌的风险用数学模型进行量化评估，确定该个体处于何种健康状况，并系统分析存在的危险因素及其发展变化趋势，为促使其改变不良生活方式、降低危险因素做好前期准备工作。

（3）采取行为干预措施：个性化的健康管理计划是鉴别及有效控制个体健康危险因素的关键。应根据健康风险评估、预测结果，制订控制目标和降低危险因素的干预计划和方案。把那些可改变或可控制的指标作为重点，提出健康改善的目标、行动指南以及相关的健康改善模块，并动态追踪效果。

【案例】

一对双胞胎兄弟，其父母无慢性病史，两兄弟从小爱吃蔬菜、水果，平时喜欢打篮球、游泳。后来两兄弟陆续参加工作，哥哥作为某国际公司高级管理人员，平时工作繁忙，运动少，长期工作应酬，每周多次饮酒，每次饮用 0.5 kg 以上红酒，近年来体检发现其血压 130/80 mmHg[①]，身体质量指数（BMI）=24.5 kg/m^2，空腹血糖 6.8 mmol/L，餐后血糖 8.1 mmol/L，低密度脂蛋白、胆固醇略高于正常值。弟弟从事普通工作，业余时间喜欢锻炼身体，研究健康美食，近几年体检时各项指标均正常。

3. 如何获取和利用社区资源

社区资源是多样化的，不同的组织、群体、个人均能够提供不同层面的资源支持。患者应知道如何从医疗机构或社区卫生服务机构、互联网、家人、朋友等渠道获取有利于自我管理的支持和帮助，并对其加以有效利用。

（1）社区卫生服务中心 / 乡镇卫生院：在哪里？有多远？如何联系？

---

① 1 mmHg ≈ 0.133 kPa。

（2）社区资源：报纸、杂志、宣传册等。

（3）网络资源：专门网站、微信公众号、视频号等。

（4）电话号码：急救中心、家庭医生、医院等电话。

（二）家庭健康管理

1. 什么是家庭健康管理？

家庭健康管理是以家庭为单位，对家庭成员健康进行全面检测、分析、评估，提供健康咨询和指导以及对健康危险因素进行评估与干预的全过程。家庭健康管理在目标人群肿瘤健康管理中起着不可替代的作用。多项研究提出，肿瘤患者最大的治疗信心来自于家庭的支持，其次则是社会及亲朋好友的关心及帮助，这些外在支持主要表现为对肿瘤患者的不离不弃，给予患者情感支持、信息支持及行为支持。家庭健康管理可以提高个人健康管理能力，帮助其积极主动了解肿瘤相关知识、改变相关危险行为、主动就医，减少个人的不良情绪，提高个人的依从性、生存质量及治疗效果等。

2. 家庭健康管理对象

（1）户口在本辖区的家庭及其成员。

（2）在本辖区居住半年以上的流动人口家庭及其成员。

3. 家庭健康管理内容

家庭健康管理的内容主要包括家庭健康需求调查与分析、健康档案的建立与管理、健康体检、健康风险分析、健康评估、健康干预、亚健康管理、疾病管理以及动态跟踪管理 9 个部分。

4. 家庭健康管理流程

1）家庭健康信息收集

（1）进行家庭健康信息收集，收集内容包括家庭基本信息，家庭成员的饮食习惯、运动锻炼、行为习惯、心理健康以及健康管理服务需求等内容（见表6-1）。

表6-1 家庭健康信息收集表

家庭基本信息

您家的位置：×××× 区 ×××× 街道 ×××× 小区

您家实际生活用房建筑面积约为_____平方米

您家现在做饭用的是：

A. 柴草/碳/木头/动物粪便　B. 煤　C. 煤气/液化气/天然气/沼气 D. 太阳能/电

您家做饭时是否使用排油烟机或排风扇：A. 是　B. 否

您家饮用水的主要类型是：A. 自来水　B. 桶装水/矿泉水　C. 井水/泉水　D. 其他

您家使用厕所情况为：A. 水冲式卫生厕所　B. 水冲式非卫生厕所　C. 卫生旱厕　D. 非卫生旱厕　E. 公厕　F. 无厕所　G. 其他

家庭成员基本情况一览表

序号	家庭角色	姓名	性别	出生年月	职业	文化程度	婚姻	主要慢性病
01								
02								
03								
04								
05								
06								

饮食习惯调查表

问题及选项	序号					
	01	02	03	04	05	06
您的饮食口味？　　A. 清淡　B. 适中　C. 重口						

续表

续表

问题及选项	序号					
	01	02	03	04	05	06
您是否偏好重油脂食物？（如比萨、汉堡、巧克力、糖果、饼干等） A. 是 B. 否						
您是否吃辣？ A. 不吃 B. 微辣 C. 中辣 D. 重辣 E. 麻辣						
您的主食结构如何？ A. 细粮为主 B. 粗细搭配 C. 粗粮为主 D. 不清楚						
您吃红肉吗？（猪肉、牛肉、羊肉、鹿肉、兔肉等） A. < 1 次 / 周　B.1 ~ 2 次 / 周 C.3 ~ 5 次 / 周　D. > 5 次 / 周						
您吃加工肉吗？（盐腌、风干、发酵、烟熏、烧烤等） A. < 1 次 / 周　B. 1 ~ 2 次 / 周 C.3 ~ 5 次 / 周　D. > 5 次 / 周						
您喝牛奶吗？ A. < 1 次 / 周　B.1 ~ 2 次 / 周 C.3 ~ 5 次 / 周　D. > 5 次 / 周						
您吃豆类及豆制品吗？ A. < 1 次 / 周　B.1 ~ 2 次 / 周 C.3 ~ 5 次 / 周　D. > 5 次 / 周						
您吃水果吗？ A. < 1 次 / 周　B.1 ~ 2 次 / 周 C.3 ~ 5 次 / 周　D. > 5 次 / 周						
您吃蔬菜吗？ A. < 1 次 / 周　B.1 ~ 2 次 / 周 C.3 ~ 5 次 / 周　D. > 5 次 / 周						

续表

运动情况调查表

问题	序号					
	01	02	03	04	05	06
在您的工作、农活及生活中，通常一周内有多少天会进行高强度活动？（高强度活动是指如搬运重物、挖掘、长跑、踢足球等需要付出较大体力，或引起呼吸、心跳显著增加的活动）						
在您的工作、农活及生活中，通常一天内累计有多少小时会进行高强度活动？						
在您的工作、农活及生活中，通常一周内有多少天会进行中等强度活动？（中等强度活动是指如锯木头、洗衣服、打扫卫生、快步走、打太极拳等需要付出中等体力，或引起呼吸、心跳轻度增加的活动）						
在您的工作、农活及生活中，通常一天内累计有多少小时会进行中等强度活动？						
通常一天内，您累计有多少小时坐着、靠着或躺着？（包括工作、学习、阅读、看电视、用电脑、休息等所有静态行为的时间，但不包括睡觉时间）						
通常一天内，您的睡觉时间累计有多少小时？						

注：WHO 建议，5 ~ 17 岁的儿童和青少年平均每天应至少进行 60 min 中高强度身体活动，18 ~ 64 岁成年人每周应至少进行 150 min 中等强度身体活动。

健康行为调查表

问题及选项	序号					
	01	02	03	04	05	06
您现在吸烟吗？　　A. 吸　　B. 不吸						

续表

续表

问题及选项	序号					
	01	02	03	04	05	06
您是从多少岁开始吸烟的？						
您平均每天要吸多少支烟？						
通常情况下，您每周接触二手烟的天数是？						
您现在饮酒吗？　A. 饮　B. 不饮						
您的饮酒频率为：A. 每天　B.5～6天/周 C.3～4天/周						
您最近一次进行健康体检距现在□□年□□月？（不包括看病时的体检）						
您是否接受过癌症筛查？　A. 是　B. 否						
如果接受过癌症筛查，最近一次检查是在什么时候？　□□年前						

心理健康调查表

问题及选项	序号					
	01	02	03	04	05	06
最近2周里，您是否觉得做什么事都没兴趣、没意思？ A. 没有 B. 有几天 C. 超过一半时间 D. 几乎每天						
最近2周里，您是否感到心情低落、抑郁、没希望？ A. 没有 B. 有几天 C. 超过一半时间 D. 几乎每天						
最近2周里，您是否存在睡不着、睡不踏实或睡得太多的情况？ A. 没有 B. 有几天 C. 超过一半时间 D. 几乎每天						
最近2周里，您是否感到很疲惫，没有力气？ A. 没有 B. 有几天 C. 超过一半时间 D. 几乎每天						

续表

续表

问题及选项	序号					
	01	02	03	04	05	06
最近2周里，您是否存在没味口，或吃得太多的情况？ A. 没有 B. 有几天 C. 超过一半时间 D. 几乎每天						
最近2周里，您是否对自己不满，觉得自己是个失败者，或让家人失望了？ A. 没有 B. 有几天 C. 超过一半时间 D. 几乎每天						
最近2周里，您是否觉得无法专心做事，比如读书、看报或看电视？ A. 没有 B. 有几天 C. 超过一半时间 D. 几乎每天						
最近2周里，您是否觉得自己行动或说话变得迟缓，以致引起别人的注意，或者相反，坐立不安，心情烦躁？ A. 没有 B. 有几天 C. 超过一半时间 D. 几乎每天						
最近2周里，您是否有过轻生的念头，或者伤害自己的想法？ A. 没有 B. 有几天 C. 超过一半时间 D. 几乎每天						

注："没有"记0分，"有几天"记1分，"超过一半时间"记2分，"几乎每天"记3分。总分0～4分为没有抑郁，5～9分为轻度抑郁，10～14分为中度抑郁，15～19分为中重度抑郁，20～27分为重度抑郁。

家庭健康管理服务需求

您希望获得哪些方面的家庭健康管理服务？

A. 常见病/多发病的诊治 B. 孕产妇、新生儿等的健康照料 C. 健康体检 D. 健康咨询 E. 疾病危险因素评估 F. 家庭医生出诊 G. 已确诊的慢性病管理 H. 持续健康管理 I. 出院后的早期康复 J. 预约三级医院专家号 K. 双向转诊服务 L. 营养及饮食运动指导 M. 心理咨询与辅导 N. 举办健康讲座或沙龙 O. 其他，请说明：

您希望通过哪些方式获取家庭健康管理服务？

续表

A. 线上医疗咨询（如通过微信、健康云等平台）B. 医生上门服务 C. 自助健康管理服务（通过智能可穿戴健康检测设备、家用便携医用设备等）D. 电话健康管理随访、咨询 E. 到医院走正常的门诊挂号就医服务流程 F. 其他，请说明：

（2）家庭健康信息收集完成后，为管理家庭发放家庭健康管理服务卡。家庭健康管理服务卡中应说明所属社区卫生服务中心/乡镇卫生院名称与地址、管理团队医生/护士的联系方式以及健康服务内容（见图6-1）。

××××××街道社区卫生服务中心/乡镇卫生院
编号：　　　　　　　姓名：
家庭地址：
中心地址：
全科团队医生：　　　社区护士：
服务咨询热线：

正面

免费服务内容：
◆建立健康档案；为60岁以上老年人、残疾人、低保、育龄妇女每两年免费体检1次。
◆为高血压、糖尿病患者每年免费体检1次；同时进行分级管理，随访监测血压、血糖。
◆妇幼儿保内容：提供一类疫苗免费接种、儿童保健、孕产妇保健、妇科疾病普查等服务。

反面

图6-1　家庭健康管理服务卡

2）建立家庭健康档案

家庭健康档案通常以家庭为单位，记录其家庭及各成员在医疗保健活动中产生的有关健康状况、疾病动态、预防保健服务利用情况等信息。家庭健康档案应包括家庭基本资料、家系图、家庭功能评估资料等内容（见表6-2）。

家庭基本资料包括家庭各成员的姓名、性别、年龄、职业、文化程度以及主要健康问题等内容，主要健康问题可通过上述健康信息收集表总结。

家系图：家系图一般由三代组成。长辈在上，子孙在下；同辈中，长者在左，幼者在右；夫妻双方的家庭成员都应包含在内。在每个人的符号旁边，可按需要加注年龄、婚姻状况、死亡原因等信息。

家庭功能评估资料：家庭功能是指家庭本身所固有的性能，以及家庭对社会和家庭成员所起的作用。APGAR家庭功能评估表包括家庭功能的适应度、成长度、亲密度、合作度、情感度等，具体内容如下。

A——适应（adaptation）：指家庭在发生问题或面临困难的时候，家庭成员对于内在或外在资源的运用情形。

P——共处（partnership）：指家庭成员对权利与责任的分配情形。

G——成长（grow）：指家庭成员互相支持而趋于身心成熟与自我实现的情形。

A——情感（affection）：指家庭成员彼此之间互相关爱的情形。

R——解决（resolve）：指家庭成员对于彼此共享各种资源的满意情形。

表 6-2 家庭健康管理档案示例

编号□□□□□□ – □□□ – □□□ – □□□□□　　　（封面）

家庭健康管理档案

户主姓名：

家庭住址：

联系电话：

责任团队医生：

医生电话：

家庭人数：□□人

重点人群人数：□人

亚健康人群人数：□人

健康人群人数：□人

建档单位：

建 档 人：

建档日期：　　　年　　月　　日

第一部分：家庭成员基本情况一览表

序号	姓名	性别	出生年月	与户主关系	主要健康问题
01					
02					
03					
04					
05					
06					

续表

第二部分：家系图

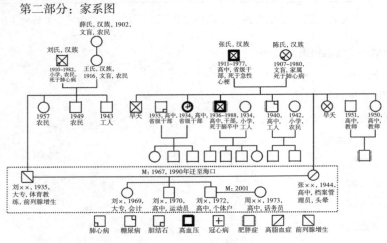

张春英（化名）的家系图

第三部分：家庭功能评估

家庭类型：□核心家庭　□主干家庭　□单亲家庭　□重组家庭

家庭功能评估：APGAR 家庭功能评估表

项　目	序号					
	01	02	03	04	05	06
当我遇到问题时，可以从家人处得到满意的帮助 A.经常　B.有时　C.几乎很少						
我很满意家人与我讨论各种事情以及分担问题的方式 A.经常　B.有时　C.几乎很少						
当我希望从事新的活动或发展时，家人都能接受且给予支持 A.经常　B.有时　C.几乎很少						
我很满意家人对我表达感情的方式以及对我情绪（如愤怒、悲伤、爱）的反应 A.经常　B.有时　C.几乎很少						

续表

续表

项　目	序号					
	01	02	03	04	05	06
我很满意家人与我共度时光的方式 A. 经常　　B. 有时　　C. 几乎很少						

注："经常"记2分，"有时"记1分，"几乎很少"记0分。

家庭功能评估结论：□无障碍（总分7～10分）□中度障碍（总分4～6分）□重度家庭功能不足（总分0～3分）。

第四部分：主要问题与干预措施

序号	问题名称	问题内容	干预措施	处理结果

3）家庭健康风险评估

家庭健康风险评估是健康干预的基础。应通过第一步所收集的家庭各成员的个人健康信息，提炼家庭存在的主要健康问题（主要从饮食习惯、运动习惯、不良行为习惯、家庭生活压力等方面分析），并利用现有工具预测家庭各成员的癌症发病风险，根据预测结果将家庭成员分为低风险人群、中风险人群、高风险人群以及患者，其中高风险人群与患者为家庭健康管理的重点人群。

4）健康干预

健康干预是在疾病（或伤害）尚未发生时针对病因或危险因素采取措施，以降低有害暴露的水平，增强个体对抗有害暴露的能力，预防疾病（或伤害）的发生或至少推迟疾病的发生。家庭健康干预主要是改变家庭各成员的不良生活方式，指导其积极预防疾病。应根据不同人群制订个性化的健康干预方案，具体可参考表6-3。

表 6-3　不同风险人群干预方案

人群	干预内容
低风险人群	预防知识宣传、定期体检
中风险人群	健康教育、定期体检
高风险人群	健康教育、定期进行癌症筛查、干预不良行为习惯、监测其膳食和运动情况
患者	就医指导、康复指导、复诊指导、定期随访、监测慢性病治疗情况

5）动态跟踪管理

动态跟踪管理主要是指通过短信、电话、家庭访视、预约门诊等多种方式来跟踪家庭成员执行健康管理计划的状况。应根据不同人群确定随访频率，如对高风险人群、患者每个季度随访 1次，对低、中风险人群每年随访 1 次。随访内容主要包括家庭生活方式、社区卫生服务利用与满意率、健康知识知晓率、健康行为形成率等方面。

二、社区管理

（一）社区卫生服务中心 / 乡镇卫生院管理

1. 社区管理的职能

1）社区卫生服务中心 / 乡镇卫生院职能

城市社区卫生服务中心和农村乡镇卫生院是公共卫生的基础机构，承担着辖区内基本公共卫生服务和一般常见病、多发病的基本医疗服务。其中与肿瘤防治相关的职能如下。

（1）居民健康档案建档：国家基本公共卫生服务对社区卫生服务中心和乡镇卫生院开展居民健康档案建档工作有明确要求，服务对象应覆盖辖区内常住居民（指居住半年以上的户籍地及非户籍地居民），以 0 ~ 6 岁儿童、孕产妇、老年人、慢性病患者、严重精神障碍患者和肺结核患者等人群为重点。吉林、天津、重庆等地的部分社区已探索建立肿瘤患者档案。

（2）65 岁及以上老年人健康管理：辖区内 65 岁及以上居住半年以上的老年人，可以获得社区卫生服务中心和乡镇卫生院提供的健康管理服务，包括生活方式和健康状况评估、每年一次健康体检、健康指导等。

（3）疫苗接种：社区卫生服务中心和乡镇卫生院承担着预防接种的职责，接种的疫苗包括儿童免疫规划疫苗、老年人肺炎疫苗、肿瘤预防相关疫苗等。

（4）常见病、多发病、慢性病等的诊疗：社区卫生服务中心和乡镇卫生院还开展常见病、多发病和慢性病的诊疗服务，对于超出自身诊疗能力的患者，会向上级医院或专科医院申请转诊，同时也接受上级医院下转的符合条件的患者，为其提供后续康复治疗和护理等服务。

2）社区服务

（1）肿瘤患者建档：目前社区卫生服务中心和乡镇卫生院健康档案服务对象尚未包括肿瘤患者人群，部分地区社区正在探索为肿瘤患者建立疾病档案，便于后期干预指导和随访等。

（2）肿瘤初筛：社区卫生服务中心和乡镇卫生院会在诊疗中及时发现伴有可疑癌前病变的高危人群，如乙肝、肺结节、胃炎、肠息肉等患者，并提醒其到医院及时检查。

（3）健康教育：社区卫生服务中心和乡镇卫生院会针对伴有肿瘤危险因素的人群，采取多种形式对其进行肿瘤知识宣传教育和预防干预，以增强其防癌意识和肿瘤预防的应对能力。

（4）肿瘤疫苗接种：接种疫苗可以降低个体患部分肿瘤的风险，如宫颈癌和肝癌。社区卫生服务中心和乡镇卫生院均提供预防接种服务，适龄女性可以前往接种 HPV 疫苗，儿童和其他有需要的人群可以前往接种乙肝疫苗等。

（5）康复指导：社区卫生服务中心和乡镇卫生院可以对肿瘤术后和晚期患者进行社区康复护理服务指导，使患者在社区就能得到技术服务和医学照顾，以减轻其病痛，提高其生活质量。

（6）随访：肿瘤患者在手术后以及靶向治疗、放射治疗（放疗）、化学治疗（化疗）或免疫治疗过程中都需要按时随访，以了解疾病的预后、转归，同时观察治疗后的副作用和身体状况，以便及时发现问题。社区卫生服务中心和乡镇卫生院因地理位置距患者居住地近及熟悉辖区内患者等优势，更有利于开展随访工作。通常来讲，患者需要在治疗结束后的 2 ~ 3 年，每隔 3 ~ 4 个月进行一次随访，之后，每年应进行 1 ~ 2 次随访。

2. 社区管理的优势

与医院管理相比，社区管理还可提供疫苗接种等服务，其服务场所除了机构，还包括居民家中（可以上门服务），挂号难度低，可及性较好。与个人和家庭管理相比，社区管理覆盖的内容更多、服务提供者的健康素养更高，管理更专业（见表6-4）。

3. 社区管理的组织流程及方式

社区卫生服务中心或乡镇卫生院提供的健康档案建档、健康管理、疫苗接种等服务面向辖区内所有常住居民，但非户籍人口需要在当地派出所办理居住登记后才能免费享有相关服务。涉及基本公共卫生服务时，通常由机构通知辖区内符合条件的居民，居民在规定时间内到机构享受相关服务；涉及随访时机构工作人员还会上门服务；对于常见多发病的诊疗服务，通常居民需要时可直接到机构获取。

表 6-4　不同管理模式的对比

管理模式	管理内容	提供者	时间	场所	专业性	可及性
社区管理	肿瘤初筛、健康教育、疫苗接种、康复指导、随访等	社区医护人员	工作日	社区卫生服务中心/乡镇卫生院、居家中（上门服务）	有一定专业性	可及性较好
医院管理	肿瘤诊疗、健康教育、随访等	医院医护人员	工作日	医院	专业性较强	可及性受限
个人管理	行为生活方式、遵医嘱服药、复查等	患者本人	随时	随地	专业性较差	可及性好
家庭管理	行为生活方式、督促服药、陪伴、心理疏导等	患者家人	随时	随地	专业性较差	可及性好

社区管理的组织方式多样，常见多发病的诊疗一般是患者到机构挂号、检查和治疗；疫苗通常需要通过小程序预约后到机构接种；65岁及以上老人健康体检服务常通过电话、手机短信、网络或小区内张贴告示通知；随访多采取电话或工作人员上门服务的形式开展。

（二）社区支持

1. 社区健康氛围营造

（1）社区可定期组织形式多样的肿瘤防治健康教育活动，包括开展肿瘤防治相关知识讲座、编写和制作通俗易懂的肿瘤防治健康教育手册及科普宣传海报、拍摄并播放各种癌症防治公益宣传片等。

（2）社区可展示有关肿瘤预防与救治的案例，利用社区宣传栏开展癌症防治健康教育，通过组织专科医生义诊、发放知识手册或宣传资料等方式，宣传讲解肿瘤防治的相关知识。

2. 社区支持措施

1）打造绿色健康家园

可联合小区物业，增加绿化带，引领居民开展义务植树、绿植补种活动，优化社区环境；定期清理小区地面、楼道等公共场所，在小区内宣传垃圾分类，引导居民爱护环境和参与垃圾分类；在小区广场、社区公园等地安装健身器械、打造健身步道，促使居民加强身体锻炼。

2）创新特色健身活动

可针对不同类别人群打造特色健康活动，如中老年女性广场舞、儿童亲子趣味运动会、太极拳、竞走等，让居民体会运动之乐、健身之美。

3）开展健康宣传教育

可结合特殊日期，如世界无烟日、国际睡眠日、全国爱国卫生月、全国肿瘤防治宣传周、世界抗癌日、全国学生营养日、世界精神卫生日、世界乳腺癌防治月等开展各类宣传教育活动，依托社区宣传栏、公共展示墙等张贴健康宣传海报，将健康公益宣传片在各小区电梯宣传栏等播放，增强居民健康意识。

（三）病友支持、同伴支持

1. 病友支持

病友支持指体验过治疗和康复过程的患者在病情稳定、身心恢复良好的康复期为其他病友进行服务的模式。由于病友间有着相似的患病经历，病友以亲身经历为切入点，分享疾病相关知识、诊疗心路历程、不良反应及注意事项等，可有效唤起患者的共情，让患者更容易感到被理解、支持，从而更容易学习与接受健康信息，以更积极的心态面对疾病，减轻心理负担。病友支持可以依托医院病友群或者癌症防治协会等社会组织开展，有俱乐部、网络交流互动、座谈会、联欢活动等多种形式。研究发现，病友支持能有效消除患者的消极情绪，改善其认知倾向，提高其自我管理行为，增强其治疗信心，提升其治疗的依从性。

临床工作中，医护人员直接对肿瘤患者进行治疗、护理及健康宣教可有效提高患者管理效果，但同时也存在着相应的缺陷，如医护人员并不能完全和及时感知患者因肿瘤疾病的到来、家庭变故、经济困难、治疗并发症等所带来的困扰，而且国内医护人员工作量大，有时并不能及时评估患者的需求。

2. 同伴支持

同伴支持作为社会支持的一种，是指同病种、同年龄、同性别、具有相似的生活环境和经历的人群为了共同的目标一起分享及评价，这种形式最早于1981年在国外被用于青少年肿瘤患者，2008年裘佳佳等率先开启国内同伴支持的相关研究，主要招募的是乳腺癌康复患者并指导其以"志愿者同伴支持"方式作用于临床。志愿者为患者提供情感支持、信息支持及评价支持，以达到提高患者自我管理及促进健康的作用。这种支持也获得了国内外专家的认可，目前已被广泛应用于高血压、糖尿病、肿瘤等慢性疾病的治疗。

随着同伴支持的发展，志愿者已不再局限于康复患者，也可以是家人、朋友或健康工作者。患者更易接受来自陌生同伴的支持，因为当面对的陌生同伴也有相同经历时，患者会减少羞耻感及抗拒感，更容易与之产生情感上的共鸣，更愿意去向他们自由表达自我感受，甚至互相留下联系方式，从而得到需要的社会及情感上的支持。研究结果显示，同伴支持与积极的结果相关，可以减少患者的心理痛苦、强化其自我管理及依从性、提高其患病后的人际交往能力等。但就目前国内医疗形式来讲，要保证同伴支持教育的持续性及高效性，需要抗癌协会的介入，更需要医院、社区等机构共同合作及加大宣传力度，力求多方面合作，这样同伴支持教育才能更多地帮助肿瘤患者，促进其早日康复。

四川省抗癌协会癌症康复会介绍

四川省抗癌协会癌症康复会（以下简称"康复会"）成立于1997年，是经民政注册成立的医患结合以肿瘤患者为主体的群众性抗癌康复组织，隶属于四川省抗癌协会，是四川省肿瘤医院对口支持单位，也是中国抗癌协会康复会的团体会员单位。康复会采取综合手段推进群体抗癌、科学抗癌工作，促进患者康复，提高患者生命质量，维护肿瘤患者的权益，争取社会各界对癌症康复者的关心和支持。多年来开展了大量丰富多彩的活动，如推广和普及防癌、抗癌、癌症康复知识，组织了多种多样的有益于健康和康复的活动，陶冶了会员的情操，增强了其面对社会的信心。康复会近年来在内江、宜宾、泸州、江油、绵阳等地均成立了康复活动片区，在当地医院的支持下开展癌症防治及康复宣传工作。

凡是会员在四川省肿瘤医院就诊，均可免门诊挂号费（特需门诊除外），并可以参加康复会组织的各种活动。

1. 康复会常规活动

（1）康复会各片区每年组织会员春游、秋游等活动数次。

（2）康复会各片区常年开展各种抗癌健身文体活动，如康复旅游、练太极拳、跳养生舞、跳通络操、逛时装展等。

（3）康复会不定期出版内部刊物《四川癌症康复》。

（4）康复会每年组织各种抗癌康复知识讲座，如乳腺癌、肺癌、大肠癌、胃癌、肾癌等科普知识讲座，康复会还邀请抗癌明星现身说法进行抗癌经验交流。

（5）康复会每年为癌龄5年、10年、15年、20年及以上的会员举行祝福新生的集体活动"五整生日会"。

（6）康复会经常在红砂村、幸福梅林、"康复之家"等地开展新、老会员抗癌经验交流会，并经常组织或带领会员参加各种公益性活动。

（7）凡是会员住院，康复会爱心志愿者团队均会定期上门看望、慰问。

（8）每年召开年会一次，届时会员载歌载舞、共迎新春、同祝新生，组织上千人的大家庭聚餐、温馨关爱活动等。

2. 康复会专项活动

（1）承办或协助四川省抗癌协会主办的各种癌症防治公益活动，如世界癌症日、全国肿瘤防治宣传周、肺癌关注月、国际甲状腺周、粉红丝带活动等。

（2）定期或不定期组织各种健康活动，如端午节、三八妇女节、中秋节等患者关爱公益活动，"悦享健康"健走活动，"妆典生命焕彩课堂"、关爱"两癌"（宫颈癌、乳腺癌）等妇女公益活动，手工绣，旗袍绣等活动。

三、医院管理

（一）病区／门诊患者管理

近年来，随着医疗系统对体检的推广及对居民多元化形式的健康宣教，人们的健康意识逐渐提高，且随着我国经济的不断发展，人们对医疗服务质量的需求也随之增高。因此，当自身或家人出现健康问题时，人们更倾向于去寻求优质的医疗资源，使国内三级甲等医院每年患者收治数量较多，导致患者就医仍存在看病难、住院难等现象，但患者及家属往往认为这些现象都是医院医疗流程复杂、工作人员不足等导致的。据研究统计，在三级甲等医院的医疗投诉中，医疗流程复杂往往居于首位。因此，各医院要想提高医疗服务质量和患者满意度，首先应改善患者就医体验，尤其是门诊看诊、入院管理、住院管理及随访等方面，这也是目前临床学者研究的重点。面对这些问题，大多数医院已使用患者"一站式"自助预约挂号服务及"一站式"入院流程服务，并对需要因接受多疗程治疗反复住院的肿瘤患者采取计划入院管理，对治疗间歇期因治疗并发症、病情恶化、急症等需入院治疗的患者采取非计划入院流程管理。

1. 病区患者管理

1）入院

恶性肿瘤患者因其治疗的特殊性，大部分患者均需入院行抗肿瘤治疗，如手术治疗、化疗等。对于恶性肿瘤患者来说，入院一般分为首次入院及再次入院，再次入院又分为计划入院及非计划入院。

（1）首次入院流程如下。

第一步：电子健康卡办理。

为实现跨机构跨地域健康卡服务"一卡通"和实名制就医，解决各地医疗机构"一院一卡、重复发卡、互不通用"及实体卡易遗失等问题，优化诊疗流程，减少患者就诊等待时间，降低交叉感染发生率，各医院陆续启用电子健康卡，并把电子健康卡作为本院线上线下全流程服务的唯一介质（见图6-2）。

电子健康卡申领方式有三种，可以通过微信公众号、自助机自助办理建档和电子健康卡申领业务（见图6-3），也可以持身份证到人工窗口办理。

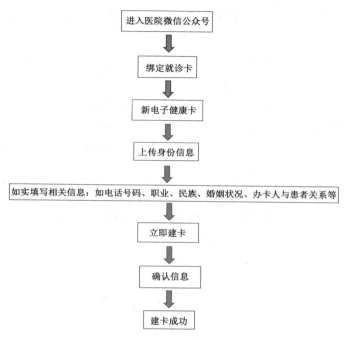

图 6-2 微信服务号办理电子健康卡

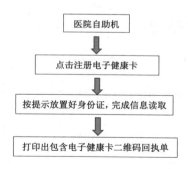

图 6-3 自助机申领电子健康卡

第二步：预约挂号。

目前医院预约途径有网络（医院官网、微医挂号网、114 号
码百事通官网、医院微信服务号、"114 挂号"微信公众号等）、

电话（电信 114、微医挂号网 95169）、自助机、门诊挂号窗口等。

第三步：入院预约登记及办理。

①患者在门诊就诊后，如需接受住院治疗，看诊医生会在门诊开具入院证，医院系统会自动将具体的入院日期、时间及注意事项等信息推送至办理就诊卡的手机。②入院的优先原则：入院办理应遵循先危急重后一般的原则，医院会根据患者病情优先安排急症、危重患者及老年患者入院治疗。③患者准备：身份证／户口簿、医保卡原件及复印件；如系转院患者，需开具当地医院转诊证明、院外或我院门诊所有检查资料；特殊患者（如精准扶贫人员）还需带上当地开具的贫困人口证明、市级及以上医院双向转诊证明的原件及复印件（见图 6-4）。

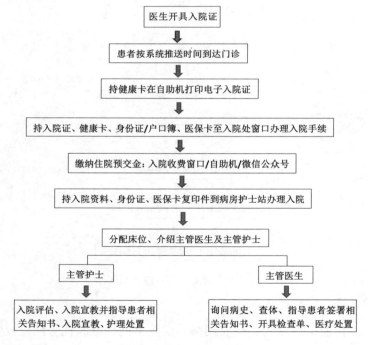

图 6-4　入院办理流程

（2）再次入院流程如下。

计划入院：计划入院是指患者因治疗需要，根据医生要求的时间再次入院接受治疗。抗肿瘤治疗中的化学药物治疗具有周期性的特点，而大多数肿瘤患者在治疗期间更愿意选择同一家医院接受治疗，因此形成患者在同一家医院反复多次办理出入院的现象。在大多数医疗机构所关注的问题中，住院满意度是重点，因此肿瘤患者在化疗期间再入院流程的改进措施及优化方案也得到了重视，它不但可以提升医院形象、医疗质量、服务品质，还可以提高患者的满意度。肿瘤患者在入院化疗期间相应的优化方案及具体举措如下（见图6-5）。

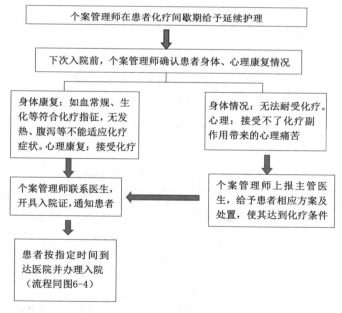

图6-5　肿瘤化疗患者再入院优化流程

非计划入院：非计划入院是指患者在出院后未到下一次抗肿瘤治疗时间或未到与医生约定时间的再入院，如因术后并发症、化疗后并发症等前次入院疾病导致的并发症或者疾病发生恶化、复发等无法预测原因的再次入院，一般指出院当天至再入院当天的天数为30天内的再入院（或出院31天以内的再入院）。

　　肿瘤患者的非计划入院多与抗肿瘤治疗有关，因大部分肿瘤患者需接受手术治疗及化疗，而受手术并发症、化疗毒副作用及相关并发症的影响，患者可能就会因身体严重受损或不能耐受等原因需住院治疗；少部分患者则可能因肿瘤复发转移相关症状需住院治疗。非计划入院不仅会降低患者的生存质量，导致计划的抗肿瘤治疗时间延迟、增加总治疗时间，甚至会中断其抗肿瘤治疗，最终可能会危及患者生命，同时也会增加患者及其家属的经济负担及心理负担。

　　2）在院管理

　　（1）入院接待：患者在门诊办理入院缴费完成后，来到所在病房，由所在病区办公护士或责任护士负责接待，分床，告知并签署各类知情同意书，监测生命体征、身高、体重；由责任护士引导入病房，并行入院相关健康教育。入院接待患者的工作流程与规范见表6-5。

表6-5　入院接待患者的工作流程与规范

工作流程	工作规范
入院前准备	办公护士接患者入院通知，根据患者病情合理安排床位，通知责任护士准备病床、相关仪器及设备等
患者入病房	普通患者：带上入院证及相关资料自行或由家属陪伴进入病区；急诊危重患者：提前联系病房，准备好相关抢救物品，并由医护人员护送至病区
责任护士接待患者	患者进入病区后，责任护士带患者到病房，询问病史，测量生命体征、身高、血压等，建立患者信息资料（患者信息一览卡、床头卡），为患者佩戴腕带。做入院宣教：如介绍规章制度、病房环境、防跌倒措施、血栓预防措施、陪伴床使用方法等，介绍主管医生、责任组长、护士长及病区主任等

续表

工作流程	工作规范
通知主管医护人员	责任护士按要求通知主管医生和责任组长及护士长。对急危重症患者应立即通知主管医生，对普通患者应于 10 min 内通知主管医生，特殊情况（如患者急需抢救、患者为外籍人员或无名人士等）时应立即通知护士长
主管医生接诊患者	主管医生到患者床前接诊患者。要求：对普通患者应于 30 min 内接诊，如遇主管医生正在抢救患者、手术及会诊等特殊情况，或预计患者等待时间会超过 2 h，责任护士则通知值班医生接诊。对急危重症患者应立即接诊（特殊情况下主管医生无法接诊则由值班医生接诊）。重点：落实三级医生负责制度
护士长问候患者	要求：对普通患者应于 30 min 内（特殊情况除外）接待；对急危重症患者应立即（特殊情况除外）至床旁接待

（2）相关检查：肿瘤的种类很多，肿瘤患者的病情复杂，医生需根据患者具体病情开具相应的检查项目，一般包括血液学检验、尿液和粪便检验、影像学检查、内镜检查、病理活检、基因检测等。

（3）制订治疗方案：随着临床研究的不断深入，各种指南也相继而生。临床中，为了规范治疗、提高患者治疗的可及性，医生在为患者制订高性价比方案时，除需根据患者检查结果、身体情况、经济情况、患者意愿等情况，同时需参考美国国立综合癌症网络（NCCN）指南、美国临床肿瘤学会（ASCO）指南、中国临床肿瘤学会（CSCO）指南等资料，为肿瘤患者提供个体化方案，这样既能让肿瘤患者享受规范化的诊疗，也保证了医疗质量及安全。

（4）多学科诊疗（Multi-Disciplinary Team，MDT）：指由两个或以上相关学科及相对固定专家组成的工作团队，主要应用于危重、病情复杂及疑难的患者，其工作团队经过探讨为患者制订专业化、系统化、规范化、个体化的治疗方案。例如，在临床诊疗过程中，部分患者往往同时患有多个系统的多种疾病，在这类患者就诊过程中，专科医生往往不能解决同一患者由多种疾病引起的身体问题，此时就需要行多学科共同探讨，为患者制订合理的治疗方案。这种诊疗模式既可为患者提供多种治疗方案供其选择，还可最大限度地避免对患者误诊误治、缩短患者诊疗的等待时间、避免患者不停转诊或重复检查等，从而减少患者家庭的经济负担，延长其生存时间，提高其生存质量及满意度。

（5）肿瘤患者生活方式管理：生活方式管理是在患者接受抗肿瘤治疗中临床医护人员具备的不可或缺的医疗服务，同时也是抗肿瘤治疗手段的重要补充和延伸。

多项研究认为，不良生活方式是肿瘤发病的重要影响因素之一。在很多医疗机构中，医生往往重视与诊疗直接相关的医学领域，却易忽略疾病治疗及预防中的重要因素——生活方式。首都医科大学附属北京世纪坛医院胃肠外科/临床营养科石汉平教授也提出，影响肿瘤患者生活方式的因素包括：营养、饮食、睡眠、情绪、运动、环境等。其中肥胖、缺乏体力活动、酒精饮料摄入是乳腺癌、结直肠癌等发生发展的影响因素；食用含盐量高的腌制食品是鼻咽癌发生发展的影响因素，同时还会增加胃癌发生率；另外，食用过烫食物及饮料会增加食管癌的发病率；吸烟是肺癌、膀胱癌等发生发展最常见的危险因素；罹患肿瘤的患者普遍存在焦虑、抑郁等心理疾病及严重的睡眠障碍，容易出现自杀风险增加、生活质量下降、个体的健康和机体康复延迟等情况，从而加速肿瘤的复发转移及死亡风险。

中国抗癌协会肿瘤营养与支持治疗专业委员会推荐的肿瘤营养三级诊断内容为营养筛查、营养评估、综合评定。①肿瘤患者的营养调查可采用营养风险筛查工具，其中营养风险筛查

（Nutrition Risk Screening，NRS）、BMI 在临床上应用最为广泛；营养不良风险筛查常用的评估工具包括营养不良通用筛查工具（Malnutrition Universal Screening Tool，MUST）、营养不良筛查工具（Malnutrition Screening Tool，MST）、微型营养评估简表（Mini Nutritional Assessment-Short Form，MNA-SF）等。②针对筛查后的阳性患者，应该进行营养评估，常用的评估工具为患者主观整体评估（Patient-Generated Subjective Global Assessment，PG-SGA）。对营养良好的患者，可实施营养健康宣教；对营养不良的患者，应再行综合评定，并制订人工营养计划、及时予营养治疗、做好营养健康宣教；对筛查结果为阴性的患者，在下次治疗前应再次进行营养筛查。③在营养评估结果为阳性的患者中，针对重度营养不良的患者多采用病史采集、实验室检查、体格检查及器械检查等方法，并要求入院 72 h 内完成综合评定。对阴性患者只需要行营养治疗；对阳性患者应予综合治疗，包括营养治疗、功能维护、代谢及免疫调理、心理支持、其他炎症症状处理等。例如对于接受手术及化疗的患者来说，营养不良会增加其手术风险、手术后并发症的发生率及病死率，还会延长其住院时间，增加其医疗费用，导致患者的临床结局及生活质量均受影响。化疗患者发生营养不良不但会降低其化疗疗效，还会增加其化疗相关毒副作用的发生率。

（6）出院准备服务：由于新型医疗的体制改革，医院多通过缩短患者住院时间、降低非计划入院率、提高床位使用率等来提高医院的社会效益。肿瘤患者作为一个特殊群体，由于其疾病病情较为复杂，治疗又具有方案复杂、周期长、需多次反复住院、治疗后并发症多等特点，各医院为达到新型医疗体制改革要求，也开始提供出院准备服务。

出院准备服务是指自患者入院开始，相关医护人员就对其进行详细的信息收集、综合评估，并结合患者生理、心理、家庭、经济等情况，给患者制订出个体化的照护计划，以使患者平稳康复出院，并在家庭照护期间给予延续性护理来提高其自护能力和生活质量。

出院准备服务的内容一般包括入院宣教、药物审查（患者药物过敏史、目前用药情况及目前主管医生建议）、术前健康教育、术后健康教育、其他用药指导（如术后药物、基础疾病药物、化疗药物、靶向药物、内分泌药物等）、相关并发症识别、居家自我照护知识［如造口、引流管、输液港、经外周置入中心静脉导管（Peripherally Inserted Central Catheter，PICC）、中心静脉导管（Central Venous Catheter，CVC）等导管知识、化疗后血常规检测等知识］、患者出院后居家照护与随访计划，在患者出院前使用出院准备度量表、出院指导质量量表等评估患者的出院准备度，并根据得分情况协助其与主管医生沟通，决定出院时间，出院后根据计划进行随访及追踪。

据统计，医护人员重视及关注肿瘤患者的出院准备服务，既能减少治疗后相关并发症，降低患者生理、心理痛苦程度及家庭负担，还能有效减少非计划入院率、促进医疗资源合理使用。

3）随访

肿瘤作为一种慢性病，需要长期的随访。肿瘤患者在经历抗肿瘤治疗后如手术、化疗、放疗、靶向治疗等治疗后，其身体、心理、社会功能等康复需要经历漫长而复杂的过程，在这期间，患者既要面对疾病复发的威胁、术后某些身体重要部位的缺失、化疗相关毒副作用造成的伤害、家庭社会支持匮乏等带来的痛苦，还要面对家庭照护期间自我伤口护理、导管护理、身体功能康复等困难。由于医疗体制的改革，医生多以患者身体状况是否稳定和功能康复程度作为治疗后能否出院的评价指标，不能完全估计患者在家庭照护期间对自我照护知识的掌握情况及其心理需求，加之我国社区医疗的不成熟以及院外照护人员缺乏规范性培训，这些都将给患者带来不同程度的痛苦，不但可能造成非计划入院率的增加，还可能导致患者整体生活质量下降及生存时间减少。因此，肿瘤患者在治疗间歇期及抗肿瘤治疗结束后迫切需要一种或多种可将医院内实行的医疗护理服务延续到社区和家庭的方式。

肿瘤随访是指医院根据医疗、科研及教学的需要，对曾在医院就诊的肿瘤患者，以电话、邮件、微信、手机随访 APP、"互联网 +"模式等方式与患者或家属保持联系，在患者家庭照护期间同样可以了解其治疗疗效，判断其病情变化，指导患者身体、心理、社会康复的一种医疗护理服务的延续方法，其核心要素为对象、内容、时间及流程等。肿瘤患者随访工作的开展不仅可以延长患者的生存时间、提高其生活质量、为患者复查提供便利，还可以提高医院的诊疗水平和科研能力、降低非计划入院率及急诊就诊次数，为医护人员节省时间、精力，还能促进医疗资源的合理使用。我国于 2008 年才开始推广肿瘤患者的随访工作，因此，要完善肿瘤随访工作制度、扩大其规模及开发、推广随访管理系统等，还需要医护人员的共同努力。

2. 肿瘤患者门诊治疗管理

门诊是患者到医院就诊的第一窗口，也是使用频率最多的窗口，为给延续治疗的门诊肿瘤患者就诊提供方便，避免肿瘤患者由于免疫力低下增加因人群聚集带来的感染风险，减少就诊不良体验给肿瘤患者带来的心理焦虑，提升其肿瘤健康管理水平，国内医院普遍采取了线上线下门诊开展、肿瘤专科特色门诊开展、抗癌协会提供同伴支持等举措。

1）线上门诊开展

随着我国社会经济的快速发展，人们对医疗机构也有了更高的要求，主要体现在医疗诊治水平、医疗服务态度及医疗的便捷性等方面。为了满足人民群众对医疗卫生的需求，让公共卫生服务更加便捷化、均等化及普及化，2018年，国务院办公厅就提出了要重视并积极发展"互联网+"医疗服务。因此，为响应政策号召及满足人民群众对医疗的需求，医疗机构积极进行了创新和尝试，开始将支付宝、微信等便捷方式融入门诊线上服务，并将移动医疗引入门诊的信息化管理中，使门诊服务更加便捷，如增加了预约挂号、自助开单、自助缴费、检查报告查询、药物使用说明、问卷填写、下一次治疗时间提醒等多种功能。如今，这种基于信息化的精细化管理手段已几乎全面覆盖各地医院，成为一种新型管理模式。

2）特殊门诊办理流程

特殊门诊主要为某些不需要住院、可以在门诊进行治疗的，且符合国家规定的在门诊治疗也可以报销的大病及慢性病［包括恶性肿瘤、糖尿病、高血压、冠心病、风湿性心脏病、肝硬化（失代偿期）、结核病、精神病、类风湿性关节炎、系统性红斑狼疮、帕金森病、支气管哮喘、慢性肺源性心脏病、慢性支气管炎伴阻塞性肺气肿、血友病、再生障碍性贫血、重度前列腺增生、肌萎缩侧索硬化症及部分骨髓增殖性疾病等］患者提供诊疗服务。特殊门诊办理流程见图6–6。

3）肿瘤专科医院特色门诊开展

（1）心理咨询门诊：恶性肿瘤患者由于抗肿瘤治疗带来的不适及恐惧、疾病本身及并发症带来的痛苦及受疾病复发和死亡的威胁等，可能会产生焦虑、抑郁等情绪，这些不良情绪不但会影响患者对治疗的积极性，还会使其治疗效果降低，甚至加重病情。心理护理干预能够通过科学的干预措施，及时评估及缓解患者的心理痛苦，达到提高其治疗的积极性及治疗效果的目的，是近年来临床常用的护理手段。因此，各肿瘤专科医院也逐渐开设了肿瘤患者心理咨询门诊。

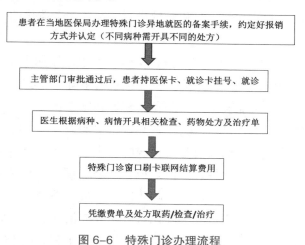

患者在当地医保局办理特殊门诊异地就医的备案手续，约定好报销方式并认定（不同病种需开具不同的处方）

↓

主管部门审批通过后，患者持医保卡、就诊卡挂号、就诊

↓

医生根据病种、病情开具相关检查、药物处方及治疗单

↓

特殊门诊窗口刷卡联网结算费用

↓

凭缴费单及处方取药/检查/治疗

图 6-6　特殊门诊办理流程

常用的心理评估量表有汉密尔顿焦虑量表（Hamilton Anxiety Scale，HAMA）、汉密尔顿抑郁量表（Hamilton Depression Scale，HAMD）、焦虑自评量表（Self-rating Anxiety Scale，SAS）及抑郁自评量表（Selfrating Depression Scale，SDS）、医院焦虑抑郁量表（Hospital Anxiety and Depression Scale，HADS）、状态－特质焦虑问卷（State-Trait Anxiety Inventory，STAI）、心理痛苦温度计（Distress Thermometer，DT）等。

（2）临床营养科：①主要内容。为肿瘤患者行营养膳食指导及肠内肠外营养治疗、医学营养减重是肿瘤临床营养科的特色，同时也能为儿童、孕产妇、老年人及合并糖尿病、高血压、高尿酸血症、高脂血症等代谢异常的特殊肿瘤人群提供专业的营养评估和膳食指导。②方式。通过营养门诊咨询、营养查房、营养会诊等多种形式，临床营养科为住院及门诊患者进行营养筛查与评估、营养诊断、营养咨询、个体化营养治疗方案的制订及实施、营养宣教，也参与全院重症、疑难患者的营养诊疗。部门拥有人体成分分析仪、营养代谢车等先进的仪器设备，可以精确分析、评估患者的营养状况和能量代谢情况，为个体化的营养治疗提供技术支持。

（3）口腔科：放化疗是抗肿瘤治疗的常用手段。人体口腔因受放化疗的细胞毒性效应、机体抵抗力下降、口腔内唾液分泌减少等影响，可能会出现口腔黏膜破坏和感染；另外，对于头颈部放疗的患者而言，射线会导致其骨再生能力下降、涎腺破坏、唾液分泌减少，从而促进牙周疾病的发生、发展，甚至导致部分患者放疗后需要拔牙处理，但是拔牙又是患者发生放射性骨髓炎的主要危险因素之一。因此，临床医护人员在整个治疗过程中要为患者做好口腔护理的相关知识宣教，并在治疗前为其做好全面的口腔评估，必要时请口腔科医生会诊。对于有癌症治疗病史的牙周疾病患者，口腔科医生不仅需要结合患者全身情况方能给予相关治疗，还需要注意把握肿瘤治疗优先原则。

（4）肿瘤康复护理门诊的开展：肿瘤患者在接受肿瘤治疗后，普遍都有着不同程度的心理障碍、营养问题、功能异常及躯体残疾，这些都将导致患者出现回归社会延迟。目前的国内大部分医生对患者看诊的主要内容仍然以诊断和药物治疗为主，很少去关注出院患者的躯体康复情况（如乳腺癌术后肩关节功能障碍、淋巴水肿、腋网综合征等的恢复情况）以及血管通路、引流管护理、造口护理、营养及心理问题等。为弥补这部分的缺失，实现全程管理，各大专科医院采取了相应举措，在现有医疗的基础上结合护理的专业特色，启动多部门协作，开展肿瘤康复护理门诊，如血管通路门诊、造口门诊、淋巴水肿康复门诊、营养评估干预门诊、心理门诊等。同时，为了满足这部分需求，医院也开展了肿瘤专科护士、静脉治疗专科护士、营养专科护士、麻醉护理专科护士、淋巴水肿治疗师等培训，以提高肿瘤康复护理门诊内涵。通过康复护理门诊的开展，解决了家庭照护期间患者面临的困难，提高了肿瘤患者的就医感受，增强了医护合作，增加了医院的经济效益，更重要的是护理人员的自我价值感得到了提升，并为肿瘤专科护理提供了新的发展方向。肿瘤康复护理门诊具体实施情况见表6-6。

表6-6 肿瘤康复护理门诊实施情况

门诊种类	工作内容	接诊形式
血管通路护理门诊	PICC、CVC导管的置入、协助医生置入输液港；静脉通路的维护及住院患者静脉通路会诊；导管相关健康宣教及延续护理	线上（导管维护）+线下
淋巴水肿康复门诊	淋巴水肿评估、腋网综合征评估、术后康复指导、随访	线上+线下
淋巴水肿治疗室	淋巴水肿综合消肿治疗、腋网综合征干预、人体成分分析监测、治疗患者的延续护理	线下
伤口门诊	术后伤口换药、癌症伤口处理、疑难杂症伤口会诊及处理、引流管护理、放射性皮炎处理	线上+线下
造口门诊	造口的维护及相关并发症的处理、造口相关健康宣教及延续护理	线上+线下
营养评估干预门诊	人体成分分析监测、营养筛查、营养会诊、医护的营养培训、健康宣教、随访	线上+线下
心理咨询门诊	心理筛查、心理疏导及治疗	线上+线下

（二）体检中心人群管理

1.体检中心人群健康风险评估

健康管理是提高国民健康水平、降低医疗费用最为经济、有效的措施，随着我国居民健康素养的提高及健康意识的增强，我国的健康体检的人数逐年上升，仅 2020 年中国健康体检人次数就达 4 亿人次。健康风险评估是健康管理决策的重要依据之一，其依照国内外行业规范及标准，通过循证方法，制定健康风险问卷，由受检者填写问卷，通过危险因素测量技术及风险等级评估方法，从临床检查数据部分和个体自测部分提取重要的健康相关数据，挖掘有意义的临床信息。然后由软件结合相关标志物进行计算及拟合分析，并构建统计模型，对体检者疾病发生与发展进行分析，用于描述和评估个体或群体的健康状况及对未来发生某种特定疾病或因为某种疾病导致死亡的可能性进行量化评估。健康风险评估对于确定公共政策的优先事项、指导公共卫生实践、帮助临床医生为体检人群提供有针对性的健康咨询与指导、鼓励和促使人们减少危险因素、改善和维护健康至关重要。健康风险评估包括健康生活方式评估、行为危险因素评估、生理指标危险因素评估（血压、血脂、身体质量指数、实验室指标等结果的评估）、心理因素评估、人口统计学数据等多个方面。

2. 体检流程

2009 年中华医学会健康管理学分会对健康管理的定义为："以现代健康概念（生理 – 心理和社会适应能力）和新的医学模式（生理 – 心理 – 社会）以及中医治未病为指导，通过运用管理学的方法和手段，对个体或群体整体健康状况以及影响健康的危险因素进行全面监测、评估、有效干预与连续跟踪服务的医学行为及过程，其目的是以最小投入获取最大的健康效益。"体检中心作为健康管理的主要研究和实施机构，其服务形式已经不再是单纯地以体检为主，而是以健康体检为基础，以健康评估为手段，以健康干预为关键，以健康促进为目的的一体化健康管理。

《"健康中国 2030"规划纲要》提出："全民健康是建设健康中国的根本目的。立足全人群和全生命周期两个着力点，提供公平可及、系统连续的健康服务，实现更高水平的全民健康。要惠及全人群，不断完善制度、扩展服务、提高质量，使全体人民享有所需要的、有质量的、可负担的预防、治疗、康复、健康促进等健康服务。"因此，健康管理机构应该以"人的管理"为核心，深化服务内涵，围绕受检者在体检前、体检中、体检后提供全生命周期的全面、连续、有价值的服务。

1）体检前

（1）体检流程见图6-7。

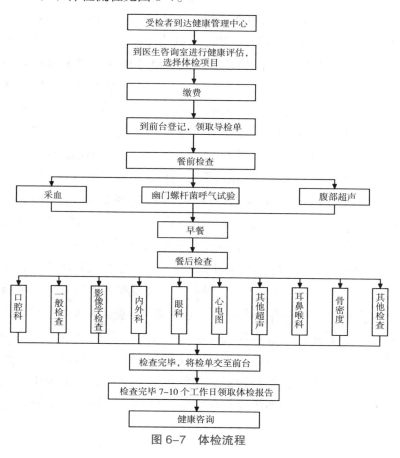

图6-7 体检流程

（2）注意事项：体检前可通过网络、APP、微信等多种方式预约体检，检查当日携带身份证至体检中心。体检注意事项包括：①饮食，健康检查前 2 ~ 3 日保持正常饮食，避免高脂肪、高蛋白饮食及饮酒，检查前一晚宜清淡饮食，22：00 之后常规禁食、禁饮，避免剧烈运动，保证充足睡眠。②高血压、冠心病等慢性病受检者，检查当日晨起正常服药（以少量清水服用），不擅自停用药物。糖尿病患者需将降糖药物携带至医院，在餐前服用。③着装，检查当日请穿着宽松、舒适、易穿脱的衣物（尽量避免穿着连衣裙、连体裤），女士建议穿不带钢圈的内衣，请勿佩戴金属饰品及携带贵重物品，以免在穿脱衣物或检查过程中丢失。④怀孕或疑似怀孕者禁止做放射性检查（如 X 线检查、CT 检查等）、直肠指检、妇科检查。准备怀孕者禁止做放射性检查。⑤为避免金属干扰影响结果的准确性，在进行 CT 检查、MRI 检查、X 线检查前，请取下所有的金属物品，包括手机、打火机、手表、耳环等，女性 CT 检查前需脱下带金属钢圈的内衣。⑥幽门螺杆菌（^{13}C）呼气试验要求受检者至少在检查前 4 周停用抗生素类药品，检查前 2 周停用质子泵抑制剂（如奥美拉唑）、H_2 受体拮抗剂（如西咪替丁、雷尼替丁等），无腹泻及呕吐症状，未行胃部切除手术，检测结束前请勿咀嚼口香糖、吸烟及饮水。⑦女性受检者在月经期间请勿做内镜、妇科及尿液检查，应待经期完全结束后 3 ~ 5 日再补检；女性受检者做液基薄层细胞学检查前 1 周勿阴道用药或行阴道冲洗，检查前 1 天勿行房事；女性受检者在妇科常规检查前应排空小便，已怀孕者及不能排除妊娠者不做妇科检查。未婚女性通常不做妇科检查，若有性生活史者要求进行妇科检查，须经本人签字同意，未成年女性不做妇科检查。⑧如果有胃肠镜等特殊检查，请按照检查注意事项执行。

（3）准备工作：受检者按照体检前注意事项做好准备，工作人员做好环境准备、物品准备、仪器准备以保证检查顺利进行。

2）体检中

（1）工作人员做好受检者的接待，使用信息平台有序、高效、优质地进行项目排程。

（2）工作人员做好沟通、交流，使用 AIDET［问候（Acknowledge）、介绍（Introduce）、过程（Duration）、解释（Explanation）、感谢（Thank you）］沟通模式了解受检者信息、体检套餐等，热情地进行自我介绍，及时告知其每一个检查项目并详细讲解检查内容和意义，检查结束后，感谢受检者的配合。全程做好受检者健康教育。

（3）工作人员严格落实受检者身份识别、查对、保密等制度要求。

（4）各岗位人员严格遵守工作职责，保护受检者隐私，按操作标准流程进行操作。

（5）打印、上传体检报告，按要求处理医疗废物，做好仪器设备的清洁、消毒。

3）体检后

（1）及时收集受检者的意见，做好满意度调查。

（2）整理体检报告，核对报告有无漏项，报告内容有无错误。

（3）完成体检报告的打印、装订、发放。

（4）体检中如发现具有重要临床意义的异常检查结果，需通知受检者及时复查或完善进一步检查，必要时将受检者转介至临床专科进行诊治，并提供快速就诊的绿色通道。

（5）检后随访：利用"互联网＋健康管理"的模式完成体检后的健康评估、宣教、干预与随访，提供全方位、全周期、全闭环式的健康管理服务。一方面，受检者可通过医院微信公众号、小程序等登录医院健康管理中心进行线上的报告解读和远程咨询，健康管理师和医生可在信息服务平台为受检者提供报告解读及答疑，给予复查、随诊、就医等体检后健康指导。另一方面，医护人员可以针对体检报告、健康风险评估内容，利用智能化管理平台为不同健康风险的受检者提供个性化的生活方式干预服务，建立体检后随访干预路径；受检者也可以佩戴智能化的随访装备，上传血压、心率、血糖等指标；医生可以在线上实时了解随访对象的情况，通过智能化系统为其推送饮食计划、运动计划、睡眠指导等健康教育。

通过"互联网＋健康管理平台"，可面向健康人群、亚健康人群、慢性病等人群，开展"远程监测—智能评价—个性干预—再监测—再评价—再干预"的动态、长期、闭环相结合的体检随访工作。

以乳腺结节患者为例，其体检后随访流程是：①组建乳腺结节多学科协作管理团队，通过 MDT 讨论，以及收集与乳腺疾病相关的危险因素问卷、行乳腺超声检查等明确完善随访管理路径，规范不同风险层级乳腺结节患者的筛查、评估、随访路径。②根据乳腺结节的不同危险分级，以健康体检档案为基础，形成个性化的临床路径管理方案。通过电话、短信、智能语音回访等方式进行健康追踪，实施个体化的健康宣教。③加强乳腺结节诊治培训的宣传，采用多途径的宣教方式，增加医护人员、受检者、家属、社区工作人员对乳腺结节诊疗知识的了解。④全流程的质控管理，落实健康随访的质控，严格按照各流程标准，在标准规范、分级管理、健康指导等方面强化质量（见图6-8）。

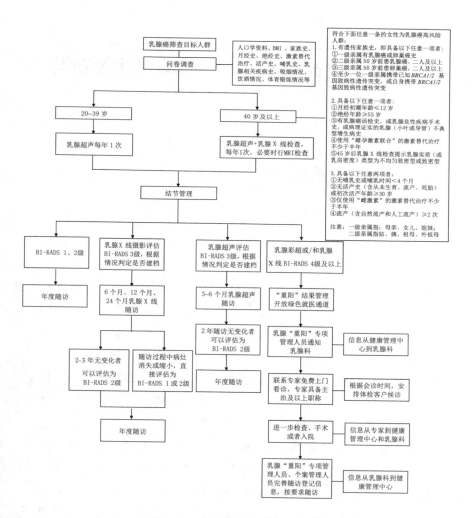

图 6-8 乳腺结节全程管理流程

第七章　肿瘤健康管理需要掌握的主要知识

一、肿瘤的致病机理

（一）环境致癌因素

1. 化学因素

1）烟草

据统计，2019 年全球约有 11.4 亿人口使用烟草，吸烟人数排前 10 的国家的吸烟人数共占全球吸烟人数的近 2 / 3，其中中国居首位，共有 3.41 亿烟民。国际肿瘤研究所（IARC）和美国卫生局的研究数据显示，吸烟至少与 20 种癌症的发生相关，包括肺癌、口腔癌、鼻咽癌、鼻窦癌、口咽癌、下咽癌、喉癌、食管癌、胃癌、胰腺癌、结直肠癌、肝癌、肾癌、膀胱癌、宫颈癌和卵巢癌等；并且全球约有 240 万人死于烟草相关的癌症。烟草的种类繁多，2012 年 WHO 明确规定二手烟、无烟烟草、含烟草的槟榔嚼块和不含烟草的槟榔嚼块为一类致癌物。据现有文献报道，香烟由 8 000 多种物质组成，包括 70 余种致癌物，这些致癌物可以引起循环炎症标志物、DNA 甲基化、气道基因表达和口腔菌群的改变，以及引发特定突变信号和 Y 染色体丢失；无烟烟草制品中至少含有 30 种致癌物，电子雾化器（电子尼古丁传送系统）的加热温度较可燃型烟草低而含更低量的致癌物，尽管无烟烟草制品致癌机制的相关研究较少，但其同样会因发生上述改变而致癌。

2）酒精

酒精是肿瘤发生和死亡的首要危险因素之一。据统计，2016年全球约有 24 亿人饮酒，约占全球人口总数的 32.5%，男女分别占比 39% 和 25%，并且酒精消耗量与社会人口指数（Socio-Demographic Index，SDI）呈正相关。《2020 年世界癌症报告》显示，酒精与口腔癌、口咽癌、下咽癌、食管鳞癌、胃癌、结直肠癌、肝癌、喉癌和女性乳腺癌密切相关，26.4% 的唇癌与口腔癌、30.5% 的咽癌（鼻咽癌除外）、21.6% 的喉癌和 16.9% 的食管癌与酒精相关；2016 年约有 37.6 万人死于酒精相关肿瘤，占所有肿瘤死亡患者的 4.2%。

酒精饮料包含多种致癌物质，但致癌作用主要归因于乙醇。尽管其致癌机制尚未明确，但据目前的研究结果显示，乙醇致癌的主要病理生理机制是致癌代谢物乙醛阻断一碳代谢通路和 DNA 甲基化（尤其易发生于低叶酸摄入人群），并提升其血浆内源性雌激素的水平；也有研究表明乙醇可通过产生活性氧自由基、极性代谢物和前列腺素，经乙醇代谢途径转化为促癌物，改变 IGF-1 信号通路或作为致癌物渗透细胞环境的溶剂等方式促进肿瘤发生，所涉及的生物信号通路及其相关的肿瘤发生途径在不同肿瘤类型中也有所不同。

3）膳食营养

膳食营养在肿瘤防控中是一个主要的、可改变的危险因素，可以通过膳食暴露调整患癌风险。然而，现有研究对饮食与患癌风险的具体关联和机制联系的观点不一，且研究尚不全面。有研究认为膳食的致癌作用包括其参与细胞周期调节、生长因子（如胰岛素和 IGF）、炎症、免疫和血管生成的途径；也有研究支持膳食与肠道菌群相互作用的新观点，即肠道菌群可能有助于阐明膳食影响癌症的发生和发展的作用机制。肠道微生物存在个体化差异，并可对机体代谢、免疫系统和炎症产生等机制产生深远影响，是各种癌症的发生和发展中的重要因素。然而，关于膳食－肠道菌群－癌症的作用机制仍然存在多个问题：①如何找出某一微生物与特定膳食成分相互作用而产生的致癌/抗癌性代谢物；②如何明确菌群代谢物致癌性/抗癌性的细胞机制；③如何在不同生命周期和不同人群中构建并推广合理的膳食模型。因此，需要更多的膳食与癌症相关的肿瘤分子病理学和组学（包括遗传学、代谢组学和微生物学等）研究证据，才能明确膳食在癌症病因学中的作用。

4）污染的空气、土壤和水源

《2020 年世界癌症报告》显示，环境污染物中有 15 种一类致癌物，2017 年全球有 350 167 人因空气污染死于肺癌，其中环境中的 PM 2.5 是导致肺癌患者死亡的第二大原因（造成全球 265 267 人死亡），仅次于吸烟。全球因室外 PM 2.5 导致的肺癌死亡负担从 1990 年的 53 质量调整生命年（Quality Adjusted Life Year，QALY）/10 万人增加到 2017 年的 77 QALY/10 万人；我国的肺癌死亡负担从 1990 年的 75 QALY/10 万人增加到 2017 年的 220 QALY/10 万人，增长速度更快。此外，2017 年，因固体燃料燃烧造成的室内空气污染导致了 160 万人死亡（约占全球所有死亡人数的 3%）。饮用水或用于农业或娱乐活动的水也可能受到天然致癌污染物（如砷）或人为污染物（如氯化剂、全氟烷基化物质和金属）的污染，也可能由于污染土壤的泄漏被污染，并可能进一步导致食物链污染。

暴露于多种来源的室外空气污染（包括柴油机尾气和工业过程）和持续使用固体燃料燃烧的室内等环境可能会引起肺癌。饮用被砷污染的饮用水可引起肺癌、膀胱癌和皮肤癌。

2. 物理因素

1）太阳光和紫外线辐射

日光紫外线辐射具有有益的生物学效应，如能够促进人体合成维生素 D，但其危害也很多，如可导致晒伤和日光性雀斑样痣、免疫抑制和皮肤癌的发生。紫外线辐射会直接和间接导致 DNA 突变（主要是使同一条 DNA 链上相邻的嘧啶以共价键连成二聚体，相邻的两个 T、两个 C 或 C 与 T 之间都可以环丁基环连成二聚体，其中最容易形成的是 TT 二聚体）、触发炎症和免疫抑制，以及介导肿瘤生长。紫外线辐射本身和紫外线诱导的炎症都会导致活性氧的产生。这些活性氧还会引起 DNA 病变，增加突变频率。此外，紫外线辐射和活性氧引起的脂质过氧化也有助于免疫抑制。

2）电离辐射和射频电磁场

电离辐射对 DNA 的损伤有直接和间接的效应，直接效应是 DNA 因直接吸收射线能量而遭受损伤，间接效应是 DNA 周围其他分子（主要是水分子）吸收射线能量产生具有很高反应活性的自由基进而损伤 DNA。电离辐射可以导致 DNA 分子的多种变化，如碱基变化、脱氧核糖分解等，最后引起 DNA 链断裂。

尽管进行了大量的研究工作，但迄今为止射频电磁场致癌作用相关的机制尚未明确。

3. 生物因素

某些病毒、细菌和寄生虫是人类癌症的发病因素。据估计，在人类肿瘤中，感染因素占所有癌症的 15% ~ 20%。国际癌症研究机构将至少 11 种感染性病原体列为人类致癌物，包括 1 种细菌、7 种病毒和 3 种寄生虫，分别为 HPV、HBV、丙型肝炎病毒（Hepatitis C Virus，HCV）、EB 病毒、HIV-1、幽门螺杆菌和寄生虫等。一项 2018 年的数据显示，幽门螺杆菌导致了约 81 万例新发癌症病例，包括东亚 89% 的非贲门胃癌（760 000 例病例）、74% 的胃非霍奇金淋巴瘤（22 000 例病例）和 29% 的贲门胃癌（36 000 例病例）；13 种 HPV 亚型导致了全球约 57 万宫颈癌病例和 12 万肛门 / 生殖器 / 口咽癌病例；HBV 和 HCV 慢性感染分别导致了约 36 万和 14 万肝细胞癌病例，合计约占所有肝细胞癌病例的 76%；致癌性寄生虫导致的肿瘤负担虽较小，但寄生虫防治在易感人群中有重要意义。

（二）机体致癌因素

1. 遗传

DNA 损伤修复和细胞周期监控点是维持基因组稳定性的两个关键机制。基因碱基序列的任何异常改变都能破坏细胞的生物学过程，阻碍细胞功能，并可能诱发细胞癌变甚至死亡。DNA 损伤修复功能和过程异常会导致多种突变基因积累，破坏基因组的稳定性而产生突变表型（人类癌症中的突变表型包括频繁发生的基因扩增、微卫星不稳定、基因突变、染色体畸变和非整倍体等），最终导致肿瘤的发生和发展。肿瘤的激发和进展过程可以开始于胚胎期，并延续至整个生命阶段。常见的与特定瘤种相关的基因中，*MLH1*、*MSH2*、*MSH6*、*PMS2* 和 *EPCAM* 与结直肠癌有关；*BRCA1* 和 *BRCA2* 与乳腺癌和卵巢癌有关；*CDKN2A*、*CDK4* 与恶性黑色素瘤有关；*SCLC1* 与肺癌有关；*HPC1*、*TLR* 突变体与前列腺癌有关；*DPC4* 与胰腺癌有关。

2. 免疫

细胞发生转化和肿瘤相关进展是恶性肿瘤形成和发展的重

要组成部分。固有免疫和获得性免疫通过与癌细胞、基质和血管床相互作用，在肿瘤微环境中发挥关键作用。免疫的多样性和可塑性在癌变、侵袭和转移过程中起着两面性的作用。适当活化的T细胞和先天性免疫效应细胞（自然杀伤细胞）介导转化细胞的早期消除并限制其进展。相反，由先天性免疫协调的肿瘤相关炎症，如巨噬细胞和补体系统，可通过抑制有效的适应性免疫反应等机制在不同水平上促进癌变和肿瘤发展。

3. 年龄

年龄是肿瘤的一个重要危险因素。细胞损伤、DNA 损伤反应和端粒缩短可诱发肿瘤，其中端粒缩短可以触发 DNA 损伤反应，其长度随着细胞分裂的进行而缩短，随着年龄的增长而减少，短端粒与基因组不稳定性有关，常发生在肿瘤发展的早期；另外，细胞损伤相关因子氧化应激、端粒缩短和癌基因的表达可导致细胞衰老而引发肿瘤；衰老会导致机体免疫功能的进行性衰退，进而影响其抗肿瘤的有效免疫反应。

4. 性别

性别与肿瘤关系密切。性器官（如子宫、卵巢、睾丸等）和与性激素密切相关的靶器官（如乳房和前列腺等）均受性激素的调节，可能会导致激素依赖性肿瘤，且男女性基因的差异以及所处外界环境的差异会导致肿瘤发生的差异。

5. 肥胖

肥胖与肿瘤风险相关的机制主要是提高内源性性激素、胰岛素和 IGF、循环脂肪因子水平和促进全身炎症反应，从而导致患癌风险增加。BMI 是国际上常用的衡量人体胖瘦程度以及是否健康的一个标准，其计算公式为：BMI= 体重 / 身高 ^{2}（kg/m^2），国际 BMI 标准中，BMI 在 20 ~ 25 kg/m^2 之间属于正常，超过 25 kg/m^2 为超重，30 kg/m^2 以上则属肥胖。据统计，2015 年共有 10 770 万儿童和 60 370 万成人肥胖，2019 年全球约有 1.6 亿人与肥胖相关，超重或肥胖会增加绝经后乳腺癌、结直肠癌、子宫内膜癌、卵巢癌、肾癌、肝癌、胆囊癌、贲门癌、食管癌和胰腺癌等疾病的发生风险。

6. 炎症

有研究指出，在肿瘤中发现的炎症细胞和细胞因子更有可能促进肿瘤的生长、进展和免疫抑制，而不是启动有效的宿主抗肿瘤反应；癌症的易感性和严重程度可能与炎性细胞因子基因的功能多态性有关，炎性细胞因子的缺失会抑制肿瘤的发展。

二、肿瘤的预防

（一）改善生活方式

（1）不抽烟，远离二手烟。

（2）适量饮酒，非必要不饮酒。

（3）限制高热量膳食、含糖饮料、红肉的摄入；避免食用加工肉类；多食用全谷物、豆类、蔬菜、水果等食物。

（4）积极锻炼身体，保持健康体重。

（二）疫苗接种

1. 人乳头瘤病毒疫苗

我国目前有 5 种预防性 HPV 疫苗：二价、四价、九价 HPV 疫苗，自制大肠埃希菌生产的二价 HPV 疫苗和毕赤酵母生产的二价 HPV 疫苗。所有 HPV 疫苗均已在国内完成相关临床试验，并已被证明具有良好的耐受性和免疫原性，对持续性 HPV 相关感染和生殖道癌前病变（但缺乏九价 HPV 疫苗相关数据）安全有效。然而，我国的 HPV 疫苗接种率仍有待提高。2021 年的调查数据显示，仅 3% 的中国女性接种了 HPV 疫苗，其中，9 ～ 14 岁女性的 HPV 接种率为 1.9%。为此，有研究提出提高疫苗覆盖率的供给侧策略（包括提高低成本疫苗的可获得性、在学校定点投放 HPV 疫苗、制作单剂量疫苗接种时间表以及开发不需要冷藏的疫苗等）和需求方策略（包括强化疫苗接种建议的必要性、纠正错误信息和增强公众意识等）。应增加 HPV 疫苗的接种率和宫颈癌的筛查率，争取消除宫颈癌。

2. 乙型肝炎疫苗

HBV 感染是肝细胞癌的病因之一。约 25% 未经治疗的慢性 HBV 感染者会死于肝硬化并发症和 / 或肝细胞癌。一项关于 2016 年全球疾病负担研究的系统评价显示，2016 年约有 34.95 万人死于 HBV 相关肝细胞癌。由于婴儿期 HBV 感染后慢性化的风险较高，婴儿普遍免疫（包括出生剂量）是预防慢性 HBV 感染的最有效手段。截至 2020 年，全球 98% 的国家采用了婴儿乙型肝炎（乙肝）疫苗的普及接种。

由于接种乙肝疫苗等全球干预措施，肝细胞癌的发病率呈下降趋势，2019 年的年龄标化发病率为 6.5/10 万，较 1990 年下降了 27.5%。自 1984 年开始普遍接种乙肝疫苗的中国台湾等地区，在儿童和青壮年中均观察到了 HBV 感染率的下降。

三、肿瘤的发现

（一）预警症状

（1）身体浅表部位出现异常肿块。

（2）体表黑痣和瑕疵等在短期内颜色加深或体积迅速增大。

（3）身体出现异常感觉，如哽咽感、疼痛等。

（4）皮肤或黏膜有经久不愈的溃疡。

（5）持续性消化不良和食欲减退。

（6）大便习惯及性状改变或带血。

（7）持久性声音嘶哑，干咳，痰中带血。

（8）听力异常，流鼻血，头痛。

（9）阴道异常出血，特别是接触性出血。

（10）无痛性血尿，排尿不畅。

（11）不明原因的发热、乏力、进行性体重减轻。

（二）体检

常见癌种的筛查表和防癌体检套餐可参考表 7-1、表 7-2。

表 7-1　常见癌种筛查表

癌症种类	检查项目	适用人群
肺癌	低剂量螺旋 CT 平扫、叶酸受体阳性循环肿瘤细胞（RF+CTC）检测	年龄＞ 40 岁；吸烟≥ 20 年，包括戒烟时间不足 15 年者；长期处于二手烟及厨房油烟环境者；有肺癌家族史；长期接触放射性物质 / 有害化学物质者；有慢性阻塞性肺疾病 / 弥漫性肺纤维化病史者
胃癌 / 食管癌	无痛电子胃镜系统精细放大筛查、凝血检测（7 项）、幽门螺杆菌呼气试验检测（^{13}C）、胃蛋白酶原Ⅰ检测、胃蛋白酶原Ⅱ检测、胃泌素 G17 检测、血常规（23 项）、癌胚抗原、糖类抗原 CA72-4	年龄＞ 45 岁；中、重度萎缩性胃炎；慢性胃溃疡；胃息肉；胃黏膜巨大皱褶征；良性疾病术后残胃（术后 10 年）；胃癌术后残胃（术后 6 ~ 12 月）；幽门螺杆菌感染者；明确胃癌或食管癌家族史者，筛查年龄可提前 5 ~ 10 年；恶性贫血者；长期上腹部（胃区）不适（如泛酸、嗳气、灼热感、胀满或轻微疼痛等）者；长期吸烟、大量饮酒，喜食辛辣食物和腌腊食物者

续表

癌症种类	检查项目	适用人群
大肠癌	无痛电子肠镜系统精细放大筛查、凝血检测（7项）、血常规（23项）、十二导联心电图、大便潜血检测、糖类抗原测定 CA24-2、癌胚抗原	年龄＞45岁；直系亲属有结直肠癌病史者，筛查年龄可提前5～10年；肥胖，缺乏运动者；长期喜食红肉，摄入蔬菜和水果较少者；有家族性腺瘤性息肉病和遗传性非息肉病性结直肠癌家族史的20岁以上直系亲属
乳腺癌	乳腺钼靶摄影检查、乳腺超声检查、癌胚抗原、糖类抗原测定 CA15-3	年龄为30～74岁；女性；未生育或≥35岁初产妇；月经初潮≤12岁者；直系亲属有乳腺癌病史者；35岁以下女性以乳腺彩超为主
宫颈癌	妇科查体、液基细胞学检测（TCT）、HPV检测、阴道超声检查（限有性生活史者）、癌胚抗原、鳞状细胞癌相关抗原（SCC）测定	年龄为21～65岁；女性；有多个性伴侣者；性生活过早者；连续筛查3年无异常者，在专业医生指导下延长筛查间隔时间
原发性肝癌	乙肝两对半定量检测（5项）、丙肝抗体检测、甲胎蛋白（AFP）检测、甲胎蛋白异质体测定、上腹部弹性超声检查	感染 HBV 或 HCV 者；长期大量饮酒者；重度脂肪肝，肝纤维化者；有肝癌家族史者
鼻咽癌	EB病毒 DNA 检测、鼻咽部 MRI 平扫	有鼻咽癌家族史者；鼻咽癌高发地区（如广东、广西、湖南等地）人群；长期吸烟、饮酒者；长期摄入咸鱼、腊肉、熏制、腌制等含亚硝胺类化合物的食物者；生活和工作中经常接触油烟、化学毒物者；EB病毒感染者；咽部出现鳞状上皮不典型增生者
甲状腺癌	甲状腺超声检查	有头颈部放射线暴露史者；有甲状腺癌家族史者；碘摄入过量者；甲状腺激素分泌异常者

表 7-2　防癌体检套餐

检查项目	女性	男性
临床体格检查	一般检查、直肠指检①、眼科、耳鼻喉科、口腔科	
	妇科查体②	—
化验检查	^{13}C 尿素呼气试验、胃蛋白酶原 1/2、胃泌素 G17、血细胞分析、肝功能九项、肾功能六项、血脂四项、糖化血红蛋白、甲状腺激素常规、血管内皮生长因子、遗传性肿瘤 21 基因检测、尿常规、肿瘤标志物（AFP-L3、癌胚抗原）	
	肿瘤标志物（CA125）	肿瘤标志物（PSA）
常规医技检查	腹部彩超、甲状腺及颈部淋巴结彩超、胸部 CT 平扫③、头部、鼻旁窦 CT、12 导联心电图、肢体动脉硬化检测、心脏彩超、无痛胃镜联合肠镜	
	乳腺及腋窝淋巴结彩超	
病理检查	宫颈液基细胞学检查②	

注：①怀孕 / 疑似怀孕者禁止行此检查。②无性生活史者禁止行此检查或自愿签字后检查，已婚女性行此检查应避开月经期。③为放射检查，近 6 个月有生育计划者禁止行此检查。

四、肿瘤的诊断

（一）诊断方式

（1）一般资料：年龄，病程，与肿瘤发病密切相关的既往史、家族史、遗传史和生活环境。

（2）体格检查：皮肤、巩膜、浅表淋巴结、腹部肿块、直肠指检等。

（3）辅助检查：超声检查、放射性同位素检查、内镜检查、淋巴结穿刺检查以及深部肿瘤在 CT、B 超导引下细针穿刺等。

（4）细胞学检查：血常规、骨髓检查、脱落细胞检查、腹水检查等。

（5）肿瘤标志物检查：抗原、激素、受体、酶和同工酶、抗癌基因和有关的单克隆抗体等检查。

（二）诊断意义

明确诊断对治疗方案的选择至关重要。医生通常会根据患者的诊断、既往病史、既往诊疗经过、身体状况、对治疗的耐受程度、自身及其家属的意愿和经济情况等，与患者共同决定一个最优治疗策略。明确的诊断有利于医生为患者及时进行对症治疗；反之，在诊断不明确的情况下行医是不合法行为，有损患者健康，也会浪费医疗资源，造成不良的社会影响等。因此患者有必要完善相关检查，明确病变的性质、范围以及全身状况后再接受进一步治疗。

五、肿瘤的治疗

（一）手术

肿瘤手术是直接将病灶切除的有创治疗手段，可以起到肿瘤预防、诊断、治疗和康复重建等作用。尽管肿瘤的治疗方式众多，但约 60% 的实体肿瘤需经手术治疗。

近期部分相关研究如下。

在结直肠癌方面，日本临床肿瘤研究组（Japan Clinical Oncology Group，JCOG）多中心随机Ⅲ期临床研究显示，结直肠癌患者接受"no-touch"（肿瘤外科手术无瘤原则的一项经典技术）与传统开放手术后 3 年无病生存率和术后并发症发生率均相当；CREST 研究显示，在左半结肠癌伴肠梗阻患者中植入腔内支架可使 82.4% 的患者梗阻得到缓解，且其造口率显著低于急诊手术组；HART 研究显示，结直肠癌 Hughes 缝合与传统缝合在术后 1 年和 2 年内的切口疝发生率均无统计学差异，即 Hughes 缝合安全可行；REAL 研究（全球首个探索机器人直肠癌手术长期肿瘤学结局的多中心随机对照研究）数据指出，在中低位直肠癌根治术中，机器人手术较腹腔镜手术有更好的肿瘤切除质量，其手术创伤更小，患者术后恢复更好；LASRE 研究显示，低位直肠癌腹腔镜较开腹手术更具近期优势——腹腔镜组的括约肌保留率更高、患者住院时间更短。

在乳腺癌方面，我国一项基于大型队列长期随访的临床研究显示，乳腺癌腔镜、机器人微创手术和开放手术在远期肿瘤学结局方面的疗效一致，患者的 15 年无病生存率、15 年总生存率均相当。

（二）化学治疗

化疗是依靠细胞毒抗肿瘤药物杀伤肿瘤的一种治疗方式，化疗药物包括烷化剂、抗代谢类、微管蛋白抑制剂、拓扑异构酶 Ⅰ / Ⅱ 抑制剂、激素类和杂类等，可同时杀伤正常细胞，毒副作用相对较多，但对于化疗敏感度高（如生殖细胞肿瘤、淋巴瘤、小细胞肺癌等）的肿瘤疗效较好。

最近公布的部分相关研究结果如下。

DYNAMIC 研究首次使用了 ctDNA 指导结肠癌辅助治疗，研究结果显示，ctDNA 有助于筛选 Ⅱ 期结肠癌辅助化疗人群，以术后第 4 周或第 7 周的 ctDNA 结果为指导，ctDNA 阳性者接受基于奥沙利铂或氟尿嘧啶的辅助化疗可降低疾病复发风险，而 ctDNA 阴性者不接受辅助化疗也不影响其无病生存时间。

MUKDEN01 研究首次探索了三阳性乳腺癌全口服免化疗（吡咯替尼＋来曲唑＋达尔西利）的治疗效果，结果显示乳房和腋窝病理学完全缓解率为 30.4%，残癌负荷 –0 或残癌负荷 –1

（RCB 0/1）为 55.7%，客观缓解率达 87.4%，乳房完全缓解率达 35.4%，Ki-67 表达平均值从基线时的 40.4% 降至手术时的 17.9% （$P < 0.001$），安全性可管理。

（三）放射治疗

放疗主要是指综合运用放射物理和放射生物放射技术等知识实施放射治疗，并在治疗过程中及时处理放疗反应、并发症和防治后遗症的一种肿瘤治疗技术，根据正常组织和肿瘤对射线反应的差异以及正常组织耐受辐射剂量制订合理的放疗计划并实施照射。放疗期间主要注意患者的一些不良反应，如全身性症状（如疲乏、恶心、呕吐、食欲下降和骨髓抑制等）、局部反应（如照射区皮肤黏膜炎症反应等）、放射性损伤（如放射性肺炎、放射性溃疡、骨坏死等）等。

近年来，图像引导放疗、四维 CT、重离子治疗、螺旋断层放射治疗系统、射波刀等技术发展迅速，使得很多患者从中受益。

当前，随着人工智能的发展，也有越来越多的研究将放疗技术与人工智能技术结合起来，实现放疗高效智能化：①人工智能（Artificial Intelligence，AI）勾画靶区已经成功运用在肺癌、乳腺癌、鼻咽癌、肝癌、前列腺癌、食管癌和皮肤癌等的治疗中。② AI 技术应用于危及器官（Organs at Risks，OARs）勾画。③通过 Varian Medical Systems 公司 Eclipse 平台的 RapidPlan 模块和 Philips 公司 Pinnacle 平台的 AutoPlan 模块制订放疗计划。④自动融合 MR、CT、PET 多模态影像，完成从初始计划设计、在线自适应治疗到疗效监测。⑤评估放疗毒性。⑥评估相关肿瘤控制率等。

（四）靶向治疗

靶向治疗是从分子水平来逆转肿瘤生物学行为的发生，针对可能导致细胞癌变的细胞信号转导通路、原癌基因、抑癌基因、细胞因子受体、抗肿瘤血管形成和自杀基因等进行干预，从而实现控制肿瘤细胞生长和扩散的一种治疗模式，具有较好的分子和细胞的选择性，可选择性地杀伤肿瘤细胞，减少对正常组织的损伤。

目前部分肺癌相关的靶向治疗研究如下。

2022 年 8 月 II 期 EVAN 研究数据显示，在 EGFR 突变 III A 期非小细胞肺癌（Non-Small Cell Lung Cancer，NSCLC）患者 R0 切除后辅助治疗中，无论是意向性治疗（Intention-To-Treat，ITT）人群还是符合方案（Per-Protocol，PP）人群，与长春瑞滨+顺铂组相比，厄洛替尼组的无病生存率和总体生存率均得到了显著改善。该研究为首次报道 EGFR（Epithelial Growth Factor Receptor）– 酪氨酸激酶抑制剂（Anaplastic Lymphoma Kinase，TKI）辅助治疗取得总体生存率获益的临床研究，其结果有待 III 期临床试验的验证；II 期 CORIN 研究于 2022 ASCO 公布的相关数据显示，EGFR 突变的 I B 期 NSCLC 患者根治术后接受埃克替尼治疗 3 年组的无病生存率得到了显著提高（95.3% vs 86.7%，HR=0.20，P=0.018），且患者安全耐受，证实了埃克替尼的辅助治疗价值，为这部分患者的综合治疗提供了新的选择。

（五）免疫治疗

免疫治疗是通过主动或被动方式，调动体内能识别肿瘤的免疫细胞，提高人体内的免疫系统作战能力，使机体产生肿瘤特异性免疫应答，发挥其抑制和杀伤肿瘤细胞功能的治疗方法，具有特异高效和安全可行等优点。

目前部分相关热点研究如下。

结直肠癌新辅助治疗：既往 NICHE-1 研究中，免疫检查点抑制剂新辅助治疗错配修复缺陷（Different Mismatch Repair，dMMR）结肠癌高度有效，其病理学缓解率达100%，病理学完全缓解率达60%。2022 ASCO公布的NICHE-2研究进一步证实了dMMR局部晚期结肠癌新辅助免疫治疗的有效性，仅治疗4周，其主要病理学缓解率（MPR，定义为手术中残余存活肿瘤≤10%）便达95%，完全缓解率达67%；另一研究显示12例dMMR/MSI-H局部进展期直肠癌患者接受6个月的PD-1单抗Dostarlimab治疗后，均达到临床完全缓解（Clinical Complete Response，CCR），且所有患者均未接受手术，部分患者已随访2年仍未出现复发或转移，因此免疫治疗有望成为此类患者新的治愈性治疗方式。

治疗性疫苗：肿瘤疫苗因其具有多重靶向性、非特异性效应极小、治疗窗宽、毒性低和诱导持久的免疫记忆等多方面的优势，成为胰腺癌治疗的有前景的选择。目前，以细胞、微生物、外泌体、蛋白质、多肽或DNA为基础的多种胰腺癌常规疫苗已被开发（36项临床研究已完成，24项正在进行），但其总体疗效仍不理想。与这些疫苗相比，信使RNA（mRNA）疫苗可以编码天然蛋白产物，可同时诱导先天性免疫和适应性免疫，安全性高，制备方便且成本低，成为胰腺癌个性化治疗的一种可能。但目前研究治疗性mRNA疫苗仍面临两大挑战：①识别单个肿瘤新抗原的能力（即如何鉴定肿瘤特异性突变或不符合要求的序列和预测人白细胞抗原等位基因相应的新表位）难度大。②验证最可行的疫苗接种方式（高度免疫抑制的肿瘤微环境是疫苗单药治疗晚期癌症的障碍）难度大。研究显示，治疗性mRNA肿瘤疫苗更有可能与其他免疫治疗方法如免疫检查点抑制剂、溶瘤病毒、过继细胞治疗等联合应用获得成功。

（六）内分泌治疗

内分泌治疗又称激素治疗，主要应用于激素依赖性肿瘤（如乳腺癌、前列腺癌和子宫内膜癌等）。由于肿瘤的激素依赖性，肿瘤细胞会表达某种激素受体，其生长、扩增受激素水平的影响，因此，可通过调节体内激素水平来控制肿瘤细胞的生长。

最近乳腺癌 SOFT+TEXT 研究第 5 次公布长期随访结果，对卵巢去势 + 依西美坦或他莫昔芬辅助治疗激素受体阳性的早期乳腺癌术后绝经前患者的无病生存率、无远处复发率、总体生存率再次进行比较。中位随访 13 年的结果表明，与他莫昔芬辅助治疗组相比，依西美坦治疗组的复发风险持续降低，总死亡风险相似，但对于 *HER*-2 乳腺癌、化疗、年龄 < 35 岁、肿瘤直径 > 2 cm、肿瘤分级为 3 级等高风险患者，其总体生存率获益有临床意义，为该类患者选择合适的治疗方案提供了证据。

（七）热疗

肿瘤热疗是指应用不同的物理因子（如射频、微波、超声和激光等）提高肿瘤组织和 / 或全身的温度，利用高温及其继发效应治疗肿瘤的一种手段。热疗可在不提高周围正常组织温度的情况下将肿瘤组织温度加热为 40 ~ 43 ℃，发挥改变肿瘤细胞血供和氧合、抑制 DNA 修复、阻遏细胞周期进程和促进细胞凋亡的作用，对放化疗具有增敏效果。有数据表明，化疗失败在很大程度上是因为无法向所有癌细胞输送足量的药物，但由于化疗的剂量限制性毒性，我们只能探索一个可以改善肿瘤药物输送，同时减少全身药物摄取的技术，如纳米微粒药物输送技术。目前的一个研究热点是将有时空调控功能的热疗设备与纳米智能药物递送系统结合起来，实现对化疗药物定点定时的释放，但在方案制订和技术开发等方面仍存在局限性。

（八）中医治疗

中医认为晚期肿瘤是邪气长期瘀积所致，治疗上侧重健脾、活血、益气。益气活血方在健脾活血、益气的基础上还有活血化瘀、疏通经络等效果，方剂中的党参、黄芪可以改善肿瘤患者的气虚症状，当归有抗肿瘤效果，阿胶可预防化疗后血小板减少等不良反应，水红花子有活血化瘀效果，黄精等中药成分有增强机体免疫力的效果，诸多中药合用有抗肿瘤效果。中医、中药治疗肿瘤能够在抑制肿瘤生长的基础上增强患者免疫力、诱导肿瘤细胞凋亡、提高单纯西医化疗效果，联合针对肿瘤本身的西医治疗可明显提高肿瘤治疗效果，改善机体免疫功能，延长患者的生存时间和改善患者的生存质量，减轻放化疗的毒副作用。

六、肿瘤患者的康复

肿瘤患者的康复应包含生理康复和心理康复两个维度。

生理康复：①去除诱因（如环境、行为、营养等致癌因素），如肺癌患者戒烟，食管癌患者遵医嘱健康饮食，禁食过烫、过硬食物等。②注意运动锻炼，增强机体免疫力。③有中医、中药治疗适应证者可以酌情考虑接受相关治疗。④注意营养支持，确保机体日常营养需求。⑤做好院内外康复护理，尽量减少并发症，改善患者生存质量。

心理康复：随着心理学在医学上的发展与应用，患者可以在多种心理治疗方式的帮助下正确看待肿瘤，以更积极、乐观的态度完成肿瘤治疗。

七、肿瘤健康管理的常见误区

随着信息技术的快速发展，人们面对真假难辨的信息轰炸，可能会产生一系列对社会有害的错误观念和行为。就健康方面的误导性信息而言，WHO 将其称为"信息疫情"（infodemic），这些信息质量参差不齐，使得人们很难找到值得信赖的来源和获得可靠的指导。2020 年的一项调查发现，社交媒体上与肿瘤相关的错误信息改变了年轻陪护的健康行为和决策；2021 年的一项研究发现，在 50 篇最受欢迎的有关四种最常见肿瘤介绍的社交媒体文章中，超过 30% 的文章存在危险的错误信息，却比真实文章获得了更多用户的在线互动。因此，鉴别肿瘤信息知识的真伪是肿瘤健康管理的重要一步，这对人们建立正确的肿瘤健康观念和做出正确的行为决策具有重要意义。肿瘤相关常见误区如下。

（一）肿瘤机理

1. 仅吸烟者会患肺癌

真相：不吸烟者也有患肺癌风险（如受二手烟、空气中的氡和接触石棉等影响）。

2. 肿瘤有传染性

真相：肿瘤是因自身细胞基因发生变化而产生，肿瘤没有传染性。但一些与癌症发生密切相关的细菌、病毒是会传染的，如幽门螺杆菌、HPV、肝炎病毒、EB 病毒等。

3. 所有肿瘤都会遗传

真相：据美国国家癌症研究所报道，可遗传的肿瘤仅占 5% ~ 10%。

4. 人造甜味剂致癌

真相：据美国食品和药物管理局报道，在一定剂量范围内合理使用质量合格的人造调味剂（甜蜜素除外）是安全的。

5. 摄入乳制品会引发乳腺癌

真相：2002 年发表在《国际流行病学杂志》（*International Journal of Epidemiology*）上的一项研究显示，摄入乳制品与乳腺癌的患病风险无显著关联。

6. 隆胸会引发乳腺癌

真相：2001 年发表在《整形与重建外科杂志》（*Plastic and Reconstructive Surgery*）上的一项重要的 Meta 分析显示，乳房植入物不会对乳腺癌的发生构成任何额外风险。

7. 使用手机致癌

真相：研究显示，高频辐射（如 X 射线等）会增加人的患癌风险，但无确凿的证据表明低频辐射（如手机辐射等）对身体有此影响。

8. 仅女性会患乳腺癌

真相：BreastCancer 相关数据显示，男性一生中平均有 1/883 的概率会患上乳腺癌。

9. 深色皮肤者不会患皮肤癌

真相：2014 年发表在《美国皮肤病学会杂志》（*Journal of the American Academy of Dermatology*）上的一项研究显示，有些皮肤癌（肢端黑素瘤）在有色人种中更常见。

10. 染发剂致癌

真相：LARC 研究表明，无法将染发剂归类为人类的致癌物。

（二）肿瘤检查

1. 穿刺活检会加重病情

真相：据相关书籍记载，没有事实证据表明病变的活检会导致癌症扩散。

2. 肿瘤无法被早期发现

真相：肿瘤筛查是早期发现癌症和癌前病变的重要途径，定期体检可早期发现肿瘤。

3.肿瘤检查仅行 X 线检查即可

真相：肿瘤检查包括体格检查、实验室检查、影像学检查、病理检查和内镜检查等，根据结果综合评估患者病情。

4.乳腺 X 线检查正常即可排除乳腺癌

真相：乳房 X 线检查可能会漏掉一些重要的表现，有乳腺癌遗传易感性患者应进行 MRI 检查，以确保更准确的筛查。

（三）肿瘤治疗

1.癌症乃不治之症

真相：据 WHO 报道，只要规范治疗，超过三分之一的癌症可得到控制甚至治愈。

2.癌症晚期应放弃治疗

真相：现已有适合癌症晚期的治疗方案，如靶向药物可使有靶向治疗指征的晚期 NSCLC 患者的生存期从以前的不足 1 年，延长到如今的 2 年以上。

3.偏信中 / 西医任一治疗方式

真相：应综合考虑患者身体状况和客观条件，在循证医学指导下采取多学科合作的形式为患者提供有计划的科学、规范、合理的个性化治疗，包括化疗、放疗、手术、介入、中医（可增强西医治疗疗效，减轻毒副作用，扶正固本）和免疫等手段。

4.迷信偏方

真相：治癌偏方可能会导致患者错失治疗良机、白费钱财，民间偏方能治愈癌症通常是多方案综合治疗的结果。

5.全用进口 / 高价药

真相：最合适的药才是最好的药。

6. 临床试验无价值

真相：临床试验可尝试新药和节约费用，且有一定的安全保障。

7. 偏信新疗法

真相：癌症诊治应基于精准的病理分型、分子分型等，医生会为患者提供最为适合的治疗方法，并关注患者的不良反应和生活质量，新疗法不一定是最合适的。

8. 癌症患者必须住院治疗

真相：患癌后并非一直要住院，早期肿瘤患者除了去医院检查和治疗，其余时间可以正常生活。

9. 手术会导致癌细胞扩散

真相：癌细胞扩散途径包括直接蔓延和转移（如淋巴道、血道和种植性转移等），新南威尔士州癌症委员会表示没有证据表手术会导致癌细胞扩散。

10. 切除肿瘤后即可痊愈

真相：癌症还可通过淋巴和血液途径向全身扩散，术后需结合患者实际情况进行辅助治疗。

11. 放化疗会加重病情

真相：抗癌药物及射线对肿瘤细胞杀伤力更大，且正常细胞有自我修复功能，也可对症处理放化疗副作用。

（四）肿瘤康复

1. 应对患者隐瞒病情

真相：为提高患者依从性，应做到坦诚、安抚、陪伴，鼓励患者直面癌症，积极配合治疗。

2. 吃得好会促进肿瘤生长

真相：肿瘤是慢性消耗性疾病，患者的营养状况对其治疗效果、生存时间和生活质量都具有重要的影响，肉类等不会加速肿瘤生长。

3. 出院后无需复查

真相：癌症有复发的风险，如未及时定期复查，癌症可能会出现复发或发生远处转移，导致患者病情恶化，使所有治疗前功尽弃。

第八章　肿瘤健康管理需要掌握的主要技巧与方法

一、十大健康教育技巧

　　科普教育是普及科学技术知识最直接、广泛及有效的方法和途径。肿瘤科普是跨越专业和非专业、连接受众人群和疾病知识的桥梁。科普的一个重要特征就是"普"，要让受众热爱并容易吸收理解。因此，科普工作者需要贴合实际情况完成科普知识的形式包装，熟练使用科普技巧以使健康教育得到顺利和高质量实施，达到事半功倍的效果，对实现宣传教育目标至关重要。科普教育应遵循以下四条原则：一是宣传内容应与现场有机结合；二是相关操作应简便、容易掌握；三是应使目标人群印象深刻、容易接受和应用；四是操作成本宜低。

　　再好的技巧，如果没有帮助目标人群的真心诚意，其效果也会大打折扣；相反，带有真情实感的科普，即使技巧不够好，目标人群也能感受到科普工作者的真心诚意。因此，科普人员应牢记两条准则：一是深刻理解自己所科普的专业知识；二是广泛了解这个世界，包括各种专业知识。因为科普就是用对方听得懂的语言阐述自己清楚但对方不了解的那些知识。一定要明白科普的出发点和落脚点是"想群众所想，急群众所急"。具体来说，可以走进入民群众的生活圈，看一看相关患者的真实案例，想一想自己亲人、朋友的行为习惯，知道他们的关注点，才能更好地作出回应。

（一）选择风格

没有完全相同的人，每个人的专业背景、表达能力，对癌症防治知识、技能的掌握程度都不相同；同时，不同的目标人群对宣传人员的风格也有不同的需求，因此科普人员可以结合自身情况打造不同的科普风格，并在平时进行有针对性的练习。主要的科普风格有以下几种。

1. 亲和型

科研人员做科普，容易固化"专业者"形象。一旦急于在科普的过程中展示自己的专业性，就可能陷入"说教"的误区，使科普效果大打折扣。科普工作者应了解科普对象的相关信息（如年龄层次、文化水平、知识结构、生活习惯、民俗文化等），找准定位，改变生硬和高傲的形象，避免"家长式"教育科普。癌症科普是自上而下的过程，需要发自内心地对目标人群表现出亲切、关心、帮助等亲和态度，真正理解群众诉求，倾听他们的声音，了解他们所关心的话题。对于青年人来说，他们正在求学或刚工作不久，刚刚承担社会责任的他们，面临着各种社会压力（如上学难、就业难、购房难、催婚催育等），又渴望追求梦想、改变命运，无愧父母的期待、恋人的相伴，他们特别希望有人能理解他们；对于中年人来说，他们身上的担子越来越重，面临"中年危机"，工作上可能力不从心，家庭中可能面临年迈的父母无人照顾、配偶的不理解、孩子的升学难等问题，作为家中的顶梁柱，他们也渴望得到理解；对于老年人来说，他们身体没有年轻时那么硬朗，职业、社会活动发生巨大变化，非常需要关心和陪伴。这是情感层次的需求，因此"亲和型"科普人员能够拉近与目标人群距离，深受目标人群的喜欢。

对于年轻居民，典型的表述有："各位年轻朋友，人生就像一场马拉松，每个人都在奋力追赶、自我加压，我的孩子也在这条路上。作为'过来人'啊，我特别想像提醒他一样告诉你们，这条路还长，你们才出发，希望这个赛程你们能健康快乐地跑下去，所以今天我想给你们补充一些健康的正能量！"

对于中年居民，典型的表述有："各位兄弟姐妹，我也像你们一样，上有老下有小，为了养活一家人，不得不努力赚钱。我特别注意自己的身体健康，有个好身体，才有力气挣钱、照顾家人，再大的困难也扛得住。我也十分愿意把我的健康秘诀分享给你们，让你们不生病、少生病、更健康、多挣钱。"

对于老年居民，经典的表述有："各位叔叔阿姨，看到你们我就想起我的父母，他们跟你们一样，辛苦了大半辈子。现在条件越来越好，我也希望叔叔阿姨们的生活越过越幸福。今天我特别高兴，能有机会给你们分享一些健康知识，只有你们身体健康、不生病、少生病，你们的孩子才能放心。"

2. 专业型

如果科普人员是某个领域的专家，可以以一个专业医生或人员的形象与目标人群交流，因为专家的言行有更强的说服力和影响力。现在是信息爆炸的时代，生活中随处可见健康信息，但有些信息似乎相互之间又存在着矛盾，因此目标人群急需一个专家为他们解答，这是健康层次的需求。典型的表述有："各位乡亲，大家好！我是××科的医生，从事××方面已经十余年了，今天很高兴给大家分享一些癌症防治知识，你们如有其他疑惑，一会也可以咨询我，我很愿意为大家解答。"

3. 幽默型

每个人都喜欢和幽默风趣的人打交道，所以幽默的科普人员更容易得到目标人群的认可。幽默可以说是科普宣传成功的"金钥匙"，它具有很强的感染力和吸引力，能迅速打开目标人群的心灵之门，在会心一笑后，人们对科普人员、对科普内容产生好感，从而诱发学习的兴趣与动机，这是心理层次的需求。但幽默感不是人人都具有的素质，往往需要经验累积，可以常常网上"冲个浪"，积累自己的"笑话库"。

对于年轻居民，典型的表述有："各位年轻朋友，大家好！为了更好地了解大家，我特地跟我的学生聊过，我才知道现在有个词叫'内卷'！在学习上卷，在工作上卷，哪哪都在卷！今天我就告诉大家，癌细胞比我们都卷！它们不睡觉，时时刻刻都在拼命锻炼，谁都拼不过它们！"

对于中老年居民，典型的表述有："各位乡亲，欢迎大家来参加今天的癌症防治宣传活动。大家有没有这样的经历，哪哪不舒服了，马上打开'百度'搜索，结果'百度看病——癌症起步'。水一百度会开，人一'百度'会'死'。为啥会这样呢？就是因为不懂，才会被吓到，没病都会吓出病。所以乡亲们，今天我有妙招，大家想不想听？"

采取幽默型风格时应注意把握好尺度，适当穿插幽默语言，避免过度幽默，否则会使目标人群只是笑笑，并未真正收获知识，要尽量把幽默与宣传的内容进行有机结合。

4. 综合型

在现实中，绝对的"亲和型""专业型""幽默型"科普工作者都比较少，科普人员可以熟练运用这三种类型，发挥不同类型的特点，使科普活动更加全面、多层次。

（二）适宜的表达

要让目标人群接受自己的观点，并行动起来，科普人员需要以有声言语为主，姿态语言为辅，这样才能达到鼓舞、号召目标人群的目的。具体的做法如下。

1. 语言通俗易懂

一是根据目标人群特点，多使用其熟悉、能懂的语言。如有来自两种或以上地域方言区的目标人群，最好使用规范的普通话；如在县城或乡镇，这些人更习惯于使用方言，使用方言也能增加亲切感。

二是规范化的口头语言，尽量避免使用过于专业的词汇，以及英文缩写。如"癌症"比"肿瘤"更容易理解；谈及腌制食品时，要用泡菜、香肠等举例说明；宜使用宫颈癌疫苗，而不是 HPV 疫苗。

2. 用词准确精练

用词、用语应准确、简洁、清晰，避免不必要的重复，特别是一些口头禅，如"这个、这个……""……啊、啊"等让人听起来不舒服的词语，表达应尽量流畅、逻辑清晰。

3. 声音响亮清晰

科普人员应该放开音量，使声音洪亮有力，才能让在场接受科普的所有人都能够听清，但音量不能过大，否则会引起听众听觉的不适。在实施科普活动时，可以巧用麦克风扩大音量；也可以根据目标人群的反应做出调整，如问离你最远的目标人群能否听清你的讲话，根据其反馈调整你的音量，保证所有听众都能够听清。

4. 语调前低后高

语调的变化可以更好地表达内容的意义与感情，有利于使目标人群保持注意力，同时给目标人群留下深刻的印象。科普人员应根据内容、现场情况适当调整语调。如表达鼓动、号召时，语调前低后高、语势上升；表达赞扬、肯定或心情沉重时可以用前高后低的语调；在开头和结尾可以调高语调，中间可稍低一些；讲到重要内容时，可以提高语调以示强调。如果想练习语调，可以朗诵诗歌，练习起承转合、跌宕起伏的表达技巧。

5. 语速快慢结合

语速的变化，也有利于使目标人群保持注意力，同时给目标人群留下深刻的印象。要把握匀速稳定这一总原则，将语速控制在 200 字 / 分，根据所讲的内容与目标人群情况，相应地调整语速。对表达的内容非常熟悉时，在开头可提高语速；讲述高兴、热情的内容时，语速需快；表达悲伤、庄重之类的内容（如某人不幸罹患癌症等）时，语速可放慢（同时调整语调）。

6. 肢体语言辅助

科普人员在语言表达的同时，可以使用动作、表情、手势等肢体语言来辅助说话、表情达意，表现出对目标人群的友善与关爱。肢体语言可以辅助口语，使人"言行一致"的思想得以强化，表达更加清楚、深刻。不同的肢体语言有着不同的意义，如演讲者上身前倾，表示谦恭、热情；讲到高潮时的一个挥手、握拳等手势可以代表力量、鼓励等，这些都能加强语气，提高情感的宣泄效果。

（三）清晰的介绍

根据心理学的"首因效应"，人的第一印象非常重要，往往影响他人对你的认知。牢记"三原则"：3 秒钟营造第一印象，3 分钟引起目标人群注意，这样才可能让目标人群听你讲 3 小时。自我介绍的内容不能只包括姓名、职业，这样是无法吸引观众注意力的，可以结合自身特点使平淡的内容鲜活化。可以参考如下公式：我是谁 + 我跟你有什么关系 + 我对你有什么用 + 介绍性质。

1. 介绍自己（我是谁）

简要地介绍你的姓名和所做的工作。如"你好，我是某某某，是专门从事慢性病预防控制工作的"。可以根据你姓名的特点，跟古诗、典故或者有趣的段子联系起来；或者与目标人群感兴趣的话题联系起来；或使用拆字法，便于目标人群熟悉和记住你。如胡适先生常用开场白："我姓胡，我今天是来'胡说'的！"

2.介绍机构（我跟你有什么关系）

为了取得目标人群的信任，要让目标人群知道是什么单位让你来做科普工作的，以及这个单位是做什么的，以增加你的可信度和专业度。如"我是某某乡镇卫生院的工作人员，我们单位的任务主要是帮助人民群众预防疾病，并治疗一些常见病，我相信你应该也是对如何做一个健康的人有兴趣的，那我们确实是同路人"。

3.介绍目的（我对你有什么用）

可以这样说："随着医疗条件的改善，大家的健康意识也在不断增加，但周围得癌症的人似乎越来越多，所以我们来的目的只有一个，就是在60分钟内让一个普通人成为自己家庭的'健康专家'，让家人不得癌症、少得癌症，更健康、更长寿！"

4.介绍性质

可以这样说："我们这是公益性活动。我们每个人都是自己健康的第一责任人，健康是'免费'的！"

（四）恰当的开头

万事开头难，要保证宣传活动的顺利和高质量实施，开好头很重要。开头的目的一是要引起兴趣，二是要合理引入主题，展开内容。具体做法如下。

1.讲故事

人们大多不喜欢听大道理，却喜欢听故事。一个感同身受、熟悉又陌生的故事，可以瞬间打动目标人群。

对于年轻居民，可以说："现在得癌症的年轻人越来越多，每年有近 40 万年轻人死于癌症。"再列举年轻人的不良生活习惯及其危害，引出如何预防癌症与早诊、早治的重要性，即先给危机，再给转机。

"电影《滚蛋吧！肿瘤君！》的原型熊顿，是一位出名的漫画家，因患恶性淋巴瘤去世，她曾经这样描述过自己的生活：'经常加班画画，熬夜成了家常便饭，总觉得自己有做不完的事。聚餐必喝酒，然后 K 歌、夜宵一条龙。'在病魔夺走熊顿的生命后，她的好友也患上了肺癌……

复旦大学优秀青年教师于娟是《癌症日记》的作者，因乳腺癌去世，她曾疑惑：'第一，我没有家族遗传史，我的身体也很好；第二，我刚生完孩子，喂了一年的母乳；第三，乳腺癌患者大部分都是 45 岁以上人群，而我只有 31 岁，为啥是我得了癌症？'她在患癌之前一直是'别人家的孩子'，成绩优异，出国留学，学成归来后就职于复旦大学。但她得癌症后回想：'我发现自己已经近 10 年没有在晚上 12 点之前睡过觉了，其实熬夜在我这个年纪不算大事，我认识的绝大多数人都熬夜，但我还是想说熬夜真的非常不好。除此之外，我还喜欢吃大鱼大肉。'于娟在生病后几个月就停止了医院正规治疗，接受了一位'杨神医'的治疗，一个月后癌细胞转移，不幸辞世。家人报案后，发现所谓的'神医'其实是诈骗团伙的一员。这位年轻名校博士的故事，警醒我们要规律作息、均衡饮食，面对疾病，不要病急乱投医，要接受正规治疗。

其实大多数癌症是可以预防与治疗的，如果能够定期去正规医院接受检查和治疗，可以在早期将癌症扼杀在摇篮中。那么我们该怎么做？如何做？什么时候做呢？"

对于中老年人，可讲一个 60 岁的王大爷的故事，引出癌症防治知识。

"王大爷一直感觉自己身体挺健康的，这么多年都没生过什么大病，也几乎没去过医院。有点头痛、咳嗽，也是在家自己吃点药，很快就好了。平时就帮儿子带带孩子。最近王大爷觉得自己瘦了，吃饭、睡觉等情况也没原来好了，还咳嗽。医生就让王大爷做个 CT 检查，天有不测风云，大爷查出得了肺癌。家里人现在是各种筹钱看病，孩子也没有人带，寄托在幼儿园。为了避免这样的不幸，我们可以从哪些方面预防癌症呢？"

2. 提问

以提问开头，如果问的是大家熟悉的又很难回答的问题，或者迫切想要知道答案的问题，就容易很快抓住听众的注意力。如："你们知道公筷吗？知道为什么要使用公筷吗？""什么人是健康的？"或者以目标人群生活中常见的行为作出提问，找到共鸣。如："叔叔阿姨们，你们炒菜用抽油烟机吗？""谁喜欢吃腊肉？吃泡菜？你们知道吃泡菜、腊肉易引起哪些癌症吗？""我这有个小妙招可以让你们科学吃腊肉，你们想听吗？"

3. 找亲友

为加深居民对癌症的认知，可以先做个小调查："在座的朋友们，你们身边有人得过癌症吗？""你们自己抽烟吗？周围有人抽烟吗？闻到烟味的时候是什么样的感受？"从而引出癌症防治的内容。

4. 套近乎

"套近乎"式开场白，可以营造一种"表同效应"，给目标人群一种亲切感，使他们自然而然地把你当成自家人从而缩短感情距离。如介绍自己是哪里的人，找找老乡，谈谈家乡饮食习惯，讲讲家乡什么类型的癌症患者最多，继而展开科普内容。

5. 看图片

可以将与癌症相关的图片或图组做成小型化的图片册；或放

映一幅有吸引力的图画,如将一张《十面埋伏》的电影的图片发给目标人群,同时讲解图片,引出科普内容。可以将大家获取健康信息的现状比喻成被假广告、假专家等包围的"十面埋伏",人们想获取健康信息,但是一天到晚都在"埋伏"中,从而引出了解正确健康知识的重要性。

6. 用道具

在宣传之前先展示某件实物,给目标人群以新鲜、形象的感觉,引起他们的注意。如介绍幽门螺杆菌检查工具并展示其怎么使用。

7. 讲知识

可能有些人对癌症有很强的排斥或恐惧心理,不愿听到或提及癌症。可先讲大家常听到的疾病,如肝炎,再讲更严重的肝癌;先讲幽门螺杆菌感染和外出就餐使用公筷的重要性,再讲胃癌。

（五）增加生动性

科普的内容重要,其形式和角度同样重要。让科普宣传"活"起来,既可以使目标人群愿意参与科普活动,对科普活动留下深刻印象,也可以使其更好地掌握科普的内容。可以把知识化解为容易遵循且模仿的行为语言,让目标人群通过"听、看、做",真切感受到我们科普的内容与他(她)们密切相关。具体的做法如下。

1. 使用媒体技术

视觉是人们获取信息非常重要的途径。根据需要播放辅助视频或图片,能起到非常好的互动效果。目标人群容易对一个人长时间的讲话感到厌倦,偶尔换一下画面,可以起到令人耳目一新的效果。"一图胜千言,一频胜千图",可以使用具有震撼力或典型的癌症相关的图片;也可以把需要讲解的癌症知识以图片的形式展示;还可以辅之癌症相关的微电影、宣传片或小视频,效果也很不错。此外，合适的音乐也能为课程增添不少的亮色。

2. 使用数据

工作中，总是离不了用数据有力地说明问题、论述问题。数据常常成为根据。宣传中运用数据增强表达效果，更能令人信服。有时不仅可以用大概数据，还可使用具体数据，如："在中国，平均每分钟就有7人确诊癌症，每10分钟就有55人死于癌症。"

3. 代入认同

代入认同指利用健康叙事的方式产生说服效果的核心作用机制，把癌症防治知识、技巧与目标人群的生活、工作经历紧密结合。可以将目标人群代入故事情节、角色，使目标人群有设身处地的感受，能够唤起目标人群的一系列情感，提高其信息感知效力，达到说服目的。科普人员应事先掌握故事内容，语言表达要流畅，情感要真挚。举例如下。

"小刘，城市打工人，父母和她一家三口常年分居三地。因为不能常在父母身旁照顾，小刘想着父母年纪大了，应该全面体检筛查疾病，但老人家思想固执，认为身体没病没痛，不愿去浪费钱，于是一拖再拖。终于，趁着过年回家，小刘带着父母去做了癌症相关筛查，这一查把小刘一家吓坏了，妈妈查出宫颈癌癌前病变，爸爸查出肠癌早筛阳性！不幸中的万幸，二老的疾病都是在癌前病变阶段检查出来的，经过治疗现已无大碍，爸爸身体里经肠镜检查发现的良性腺瘤也得到了及时切除。小刘一家是幸运的，及早的筛查和治疗让小刘一家又过上了幸福的生活。在座的年轻朋友、中年朋友们，预防癌症，除了保持健康生活习惯，癌症的早期筛查也不能忽视！"

4. 顺口溜

采用简洁、有力、押韵的顺口溜进行科普宣教，能使目标人群的印象更深刻。各地相关科普工作者可以创编一些适合当地目标人群的顺口溜，可以是针对单癌种防治的顺口溜，也可以是针对所有癌症防治的顺口溜。

> **防癌顺口溜**
>
> 癌症不可怕，预防加早查；
> 得了面对它，早治效果佳。

5. 讲笑话

将癌症防治知识以笑话（段子）的方式进行讲授，可以烘托现场气氛，是一种好听、好笑、好记、好传播的宣传形式。可以根据目标人群的文化程度、年龄结构、兴趣爱好及结合本地方言，创编一些"防癌段子"。如："懒癌"是"真癌"，懒得做饭、懒得刷牙、懒得喝水、懒得上厕所、懒得运动、懒得休息、懒得关灯、懒得倾诉、懒得晒太阳、懒得体检。所以"懒"可不是人类进步的"阶梯"，而是"天梯"。

6. 健康宣言

由科普人员或目标人群代表领读，全体大声宣读含有癌症预防知识的健康宣言。这是一种群体促进方式，是行为技术－自我承诺的应用，可以增加群体凝聚力，使群体有共同目标，也更容易获得同伴支持。科普人员应以坚定的语气领读。最好读两次，一般来说，第一次人群会觉得好笑，第二次就会变得严肃认真，从而产生深刻的印象。实际情况下可这样说，为了我们的健康，让我们一起念一段话："健康是人的第一财富，是幸福的根本保证。癌症是一种对个人、家庭和社会危害极大的慢性病，为了自己的健康和幸福，我们一定要早预防、早发现、早诊断、早治疗。"

7. 做游戏

人都喜欢玩，喜欢有趣的东西，在演讲中加入游戏的元素，可以极大地提升目标人群的参与度。这里的游戏包括带领目标人群做一些动作，也包括出脑筋急转弯之类的题目请观众回答，这样可以让目标人群在轻松愉快的氛围中接受知识。通过游戏的方式进行科普宣教，既具有生动性，也具有互动性，能充分发挥目标人群学习的主动性。下面以手机游戏为例。

手机游戏

目的。使目标人群坚持健康行为。

做法。让接受科普宣教的目标人群拿出手机，请他们小心地把手机放到桌子或椅子边缘，让手机处于一半在桌子上一半在空中的状态，使其感觉手机很可能会掉下去，同时说："你的手机对你很重要，你的手机可能是你爱人送给你的生日礼物，里面有你孩子可爱的照片，还有众多朋友的电话号码和给你的温馨消息，千万千万不要摔坏了，小心、小心、再小心！"说完停留几秒，让目标人群感受到紧张。然后说："请大家闭上眼睛，想象一下，你现在正站在一个悬崖的边缘，下面是万丈深渊，站稳了，千万别摔下去了，稳住、稳住……"然后沉默几秒，继续说："好了，请把你们的眼睛睁开，并把手机推到桌子的中央。"再请目标人群比较手机在两种位置的不同感受，从而引导目标人群比较健康行为与危险行为的差异。可以强调说："一个小小的手机位置的变化，就可以引起我们内心感受的复杂变化，如果是我们的生命呢？你愿意让你的生命处于悬崖边吗？所以我们一定要坚持健康行为，安全、轻松的感觉是多么的美妙啊！下面，让我们再次闭上眼睛，摸着你的脉搏，感受你的心脏在平静地跳动，想想有那么多爱你的人和需要你爱的人，你的父母、你的爱人、你的孩子、你的好朋友、你的同事、你的老师、你的同学……健康轻松地活着对你和爱你的人是多么的重要！所以各位朋友们，我们一定要珍爱自己的健康，坚持健康行为。"

适用对象。年轻居民。

开发者。万绍平。

注意事项。应提前讲解哪些是健康行为，如不吸烟、不饮酒、少吃腌制食品、外出就餐使用公筷、多吃蔬菜和水果、定期体检等；哪些是危险行为，如吸烟、饮酒、喜食腌制食品、外出就餐不使用公筷、蔬菜和水果摄入不足、不定期体检等。

（六）增加互动性

人们都喜欢新颖、有趣的事，尤其是成年人，注意力非常短暂。想要在科普宣教中持续吸引目标人群的注意力，就需要运用互动技巧，让目标人群不疲惫、不走神。互动包括科普宣教人员和目标人群的纵向互动、目标人群之间的横向互动。增加互动性，一是可以让科普人员通过交流互动，及时把控现场氛围，避免冷场，促进目标人群参与及掌握科普宣教的内容；二是可以使科普内容在目标人群之间实现多次信息传递，从而整体提升目标人群健康意识，使其重视健康问题。可以通过有奖提问、问答、比赛等方式来增加互动性。

1. 提问法

提问是最简单、实用的互动方式，一句简单的"对不对？""第一个还是第二个？"，即便没人口头回答，听众在思维上也和你互动过了。也可以提出目标人群有需求、感兴趣的问题，或是提前了解大家对于癌症存在的误区，并针对误区提出问题。注意关于敏感问题，可采用投射式提问，即"你周围认识的人他们有没有……"而不是"你有没有……"以提高目标人群参与的积极性。以下问题是目标人群可能感兴趣的与癌症防治相关的问题。

（1）哪些人喜欢吃泡菜、腊肉？

（2）你会不会因为嫌麻烦，炒菜的时候不打开抽油烟机？

（3）你会不会使用公筷？你知道为什么要使用公筷吗？

（4）你抽不抽烟？有没有经常被迫吸二手烟？是什么感受？

（5）谁家里搞过装修？装修之后味道大不大？有没有通风？怎么通风的？

（6）癌症可以预防吗？

（7）癌症为什么这么难搞？

（8）中医能治疗癌症吗？

（9）如果你认识的人得了癌症，你会给他哪些建议？

2. 鼓励参与

为了调动目标人群参与的积极性，让目标人群跟着我们的思路思考，有三种方法。一是呼应式参与，随时提问回答，或欢迎目标人群表达自己观点，与自己"唱反调"，激活思维，但注意见好就收，不要无尽地讨论，要在适当的时机引入主题；二是模仿式参与，提出："我们一起玩个游戏好不好？"，科普人员示范一遍游戏，然后邀请愿意参与的目标人群一起玩游戏，增强目标人群的参与意识，注意游戏尽量不要复杂；三是情感式参与，注意目标人群可能会有病耻感或不愿提及自己的情况，可以采用投射式提问，同时也能提醒目标人群关心亲朋好友的情况，可以说："除了你们自己，你们亲朋好友可能会有哪些问题，你们也可以帮他们提问。"若有条件，还可以给积极参与互动的目标人群以小礼品奖励。

3. 小组讨论

小组讨论是最能调动全体成员的一种互动方式，一般来说都是采取小组的形式集体完成。科普人员提出某个问题，请目标人群以小组的形式讨论如何解决此问题。如："有效的体检包括哪些内容？""我们平时生活中可以做哪些事来预防癌症？"

4. 模拟演练

可以在宣传结束时依据内容设置各种比赛，可以是个人赛，也可以是团体赛，形式不一，让目标人群通过模拟演练，最大限度地消化吸收学到的知识。

5. 给予奖励

为了鼓励目标人群和科普人员互动，可以适当地给予奖励。比如奖励回答问题者小礼品或者积分卡、微信红包等。如果有问答环节，为了鼓励目标人群提问，也可以给提问者一定奖励。

6. 促进人人参与

要让每个人都有机会参与到科普活动中来，常用的有以下几种方法。一是采用轮流参与法，请目标人群逐一发言，如："谈谈您对今天内容的看法，对您有没有帮助？"或"我随便说个问题，看您知道吗？"二是加压法，指定目标人群回答问题，全体鼓掌或举手表决。三是降压法，如："你随便说点什么，分享你的秘诀经验，让我们学习一下。"有人垄断发言时可以采取以下策略。如先肯定其发言，然后说："我们听听其他人的看法与您一样吗？"或者改变对话方向，向他人提问："您也这样认为吗？"

（七）真诚地回答问题

在鼓励目标人群积极提问的情况下，目标人群可能会提出一些问题。对此，科普人员首先要仔细倾听目标人群的提问，可以复述目标人群的提问，以确保理解正确，明确问题。对知道答案的问题，应简单明了地回答，把控时间。对不知道或不完全清楚的问题，首先需要肯定问题，然后说将请教专家后作出回答，如："这个问题很有水平，可能需要这方面的专家老师解惑，结来后我私下回复您！"对于不清楚答案的问题，不能回避问题，也不能不懂装懂，因为健康传播的特殊性，目标人群通常对科普人员保持足够的信任，要避免误导性语言，还需注意有些目标人群"久病成医"，他们知道的可能比科普人员还多。由于科普人员多为公共卫生专业人员，对于目标人群提出的问题，可能确实难以回答，所以科普人员平时应加强对癌症知识的学习。

（八）敏感地洞察反应

目标人群是活动的接受者和参与者，所以密切观察目标人群的反应，对于调整宣传内容、方式、进程，确保宣传活动的质量十分重要。首先，科普人员要提升自己的洞察能力，学会关注、倾听和观察目标人群。可从"视""听""说"三个方面来掌握目标人群的反应情况。

1. 观察

科普人员要始终面对目标人群，观察目标人群的反应与现场的气氛。一般情况下，站立宣讲，不仅可以充满激情，还可以观察判断目标人群的状态，便于调整内容和节奏。与目标人群目光相对时，可以停留片刻，用目光表达感谢、信任或问候。要读懂目标人群表情和身体语言，如是热情、躁动、疲惫、冷漠还是不耐烦，并根据目标人群的反应调整讲话的内容、声调等。如果目标人群显得很疲惫，宣传人员可以缩短讲话时长，化繁为简，或通过讲一个小故事、做一些小游戏、展示一张图片等方式来活跃现场气氛。

2. 倾听

倾听可以促进信息传递。目标人群在接收信息的过程中，会对科普人员、科普的内容和形式等做出理解判断及评价，科普人员作为信息的传播者应敏锐地听取目标人群的交谈内容、提出的问题，以及对科普活动的评价等，然后根据目标人群的语言内容，及时对科普活动的内容和方式进行调整。

3. 交流

在科普宣教进行的时候，科普人员同样要注重与目标人群的交流。可以抛出一些有意思的问题，让他们产生和你交流的欲望。一般科普宣教的时间为一到两个小时，目标人群是无法做到一两个小时都集中精神听讲的，当你发现下面的人听得有些疲惫或者不耐烦的时候，一定不要再一个人一味地往下讲，而应该调节一下现场的气氛，如穿插一个有意思的小段子，重新把他们的注意力吸引回来。

（九）控制场面

科普活动进程中，可能会遇见各种情况，为了保证科普活动顺利、有效地进行，科普人员的控场能力非常重要。以下几个技巧可供借鉴。

1. 提升能量

可以在科普开始前做一些热身运动，如进行慢跑，提升自我的精神状态。事实上，如果科普人员的情绪低迷，其能量场就会很低，目标人群是能感受到的。科普肿瘤健康本身是比较特殊的，我们自身需要精气神好，才能得到目标人群的信任。因此，科普人员要提升自己的气场，注意自己的着装、表达方式以及肢体动作。科普人员身体散发出来的能量，也会对目标人群产生积极的影响。

2. 保持连续

内容安排要紧凑，讲授要连续，不要冷场。这需要科普人员提前充分准备好足够多的科普内容，并进行试讲，做到心中有数。实施科普宣教时，可以使用一些能提示内容的小卡片。

3.声音变化

科普人员平时就要训练好自己的声音，科普人员的声音要自信而洪亮、中气十足。如果科普现场嘈杂混乱，那科普人员的声音一定要高且激扬，这是高声控场；如果现场安静且压抑，可适当地降低音量和音调。简单来说就是场面大、声音大，场面小、声音小。但不可过度地喊闹，要语音配合，抑扬顿挫，充满感情。

4.针锋相对

有时遇到个别故意刁难的目标人群，可以把问题"抛"回去，如可以说："这位朋友肯定很了解和关心我们今天讲的内容，您是不是有自己的独特的见解？正好我们有5分钟的讨论时间，可以给大家伙分享下！我们一起学习学习！大家说好不好？"

5.赞美肯定

科普人员想让目标人群做出某些互动之前，可以通过肯定和夸奖引导对方参与话题。人们都喜欢听好话，你给他说好话，其实，相当于就是给对方设定了一个套子，把对方限定在里面，让对方按照你想要的要求去采取行动。如："这位阿姨我看你气色很好，想必平时很注意保健，可以给大家分享一下你保持健康的秘诀吗？让我们一起学习一下！"

6.情感共振

情感共振是指从目标人群的共同点入手，根据不同的目标人群，加入不同的语言"鸡汤"。不同类型的人群会对不同的"鸡汤"产生不同的反应，而这个就需要科普人员在科普活动开展前做好听众的调查和分析。

7.保持悬念

人们都有好奇的天性，一旦有了疑虑，非得探明究竟不可。为了激发起听众的强烈兴趣，可以使用悬念手法。在开始或过程

127

中：制造悬念不是故弄玄虚，不能悬而不解。应在适当的时候解开悬念，使听众的好奇心得到满足，同时也使前后内容互相照应，结构浑然一体。在结尾：一次宣传的内容不要太多，同时请他们阅读相关材料。

8. 掌控方向

要把握方向，不跑题与偏题。一是科普人员不要讲偏，这需要科普人员充分准备，对内容、流程做到心中有数，若不熟练，可尝试事前演练，熟悉控场技巧；二是目标人群对某一内容特别感兴趣时，可能会出现分歧、产生争论。在时间允许时，可给予其一定时间进行讨论，如3分钟；如时间不允许，可拉回主题，提高话音，说："大家的发言我都听见了，大家对不同问题都有自己的见解，但我们今天关心的问题是……"或者"这是另一个问题，让我们回到原来的问题上吧！"或"这个话题很好，但因为活动时间有限，我已经把你的问题记在本子上了，活动结束之后，我们可以交流一下。"应肯定目标人群提出的问题，避免做出评判。

9. 控制时间

一是要选择目标人群方便的时间地点；二是要提前试讲，把握节奏，可以通过事先演练了解每部分内容所花费的时间并进行相应调整；三是一次的时间不能太长，入户宣传以5～15分钟为宜，集中宣传以30～60分钟为宜；四是避免跑题和及时拉回主题；五是自己设立时间控制点，根据所用时间，适当加快或减慢某些科普内容的进度，从而控制总体时间不缩短、不延长。六是可以戴一块手表，严格控制时间。

（十）圆满结束

一场圆满的活动，结尾是非常重要也是必不可少的环节。结尾的作用不是传递新的信息。此时，目标人群已等待离开，需要做的就是抓住情感！好的结尾可以让内容更具有"黏性"，或是更加让人难忘。可以用故事、祝福、一个玩笑或者动作等，把你、内容、目标人群紧密联系起来。

1.祝福结尾

活动结束时，祝福目标人群，可说："本次科普宣教活动到此结束，祝各位父老乡亲健康、快乐！同时请你们向亲人和朋友分享今天所学到的内容。"

2.幽默结尾

如果想以幽默的形式结尾，可说："希望这次科普分享活动能够帮到大家，我们都是成功的人，更要做健康的成功人士！""车贵、房贵，不如健康贵；业重、钱重，不如生命重。"

3.号召结尾

如果已经给目标人群一个确定的健康行为，为什么不鼓励他们付诸行动呢？可说："春回大地时，疫霾消散日。请大家合理膳食、适量运动，做到饮食有节、起居有常、动静结合，当好自己健康的第一责任人，拥抱幸福生活！"

二、十大行为干预方法

在肿瘤防治中有10种促进行为改变的方法，其中包括6个经验认知方面的方法（意识提高、情感唤起、自我再评价、环境再评价、自我决意、社会改变）以及4个行为方面的方法（反制约、增强管理、刺激控制、关系帮助）。以下是方法具体内容以及在肿瘤防治中行为干预的启示。

1.意识提高

意识提高（Consciousness Raising）旨在提高目标人群对某一特定行为的原因、后果及预防方法的认识和知觉，以促进目标人群采取更健康的行为。在肿瘤防治中，可以通过宣传健康生活方式、肿瘤预防知识、肿瘤早期筛查的重要性以及食品安全问题等方式来提高人们对肿瘤的认识和了解，增强其预防意识。

2. 情感唤起

情感唤起（Dramatic Relief or Emotional Arousal）主要是让目标人群感受到，采用正确的行为，将会降低不正确行为所带来的负性情绪和影响。在肿瘤防治中，可以通过展示肿瘤患者的生活状况、家庭故事或以角色扮演、心理剧等方式来唤起人们的共鸣和同情心，从而让人们更加深刻地认识到肿瘤对患者及其家庭造成的影响和痛苦，以达到使其更加重视肿瘤防治和预防的目的。

3. 自我再评价

自我再评价（Self-Reevaluation）可以让目标人群从认知与情感上评估自己有或没有某种不良行为的自我意象的差异。例如，引导人们思考自己的生活方式、饮食习惯是否健康，以及是否存在不良习惯，可以使其更加深刻地认识到不良行为对健康的危害，从而更加积极地改变自己的不良行为。

4. 环境再评价

环境再评价（Environmental Reassessment）可以让目标人群在认知与情感上对自己不健康行为对他人和社区环境产生的危害进行评价。在肿瘤防治工作中，可以采取移情训练、家庭介入等技巧，如让目标人群认识到自己的不良行为可能会对家人或朋友的健康造成危害甚至导致家人或朋友患上肿瘤等严重后果，从而影响目标人群的行为。

5. 自我决意

自我决意（Self-Liberation）是指除了有改变行为的意愿外，自己还要作出行为改变的承诺。在肿瘤防治工作中，可以让人们本着对自己的健康负责、明确自己行为改变和保持健康的态度，采用宣誓、纸质记录、录制视频、拍摄照片等方式对自己所明确的目标进行承诺，并在社交媒体上公布自己的承诺，这种方法可以让人们更加坚定地改变自己的不良行为。

6. 社会改变

社会改变（Social-Liberation）是指为目标人群的行为改变营造良好社会环境，包括对目标人群的尊重、支持性政策以及提供机会、替代物、方便的器材与服务等。例如，可以通过建立肿瘤患者互助网络平台、提供肿瘤防治相关的政策支持等方式，使人们更容易地采取健康行为，并得到社会的认可和支持。

7. 反制约

在肿瘤防治中，反制约（Counter-Conditioning）可以通过采用一些健康行为或物品替代有问题的行为或有害物。例如，鼓励人们多吃蔬菜、水果，少吃高热量食品，并用健康食品替代高油、高盐、高热量的食品。吸烟者可以用嚼口香糖等方式替代吸烟，用这些不损害健康的行为方式来替代不健康的行为或生活方式，从而降低人们的肿瘤发病风险。

8. 增强管理

增强管理（Reinforcement Management）是当目标人群采取健康行为时，应对其进行一定程度的奖励；反之，可以给予其适当的惩罚。奖励比惩罚更容易促进人们行为的改变。例如，对肿瘤防治科普活动、健康知识竞赛活动的参与者进行物质和精神奖励，对不参加或参加知识竞赛类活动取得较差成绩者，不奖励或只给予精神上的奖励，这种方式可以鼓励更多的人参与到肿瘤防治活动中来，从而提高肿瘤防治的效果。

9. 刺激控制

刺激控制（Stimulus Control）是指要去除不健康行为的诱因，

增加促进健康行为改变的提示。例如，在医院、学校、车站等公共场所设置禁烟标识以及其他对健康有害的行为提示，鼓励人们将不健康的食品从家中清除或者将健康的食品摆放在显眼的位置，从而促进自身健康行为的改变。

10. 关系帮助

关系帮助（Helping Relationships）是由与目标人群行为改变密切相关的人群为目标人群提供心理支持、咨询服务，建立同伴互助网络等，通过这种方法，目标人群可以得到他人的支持和鼓励，从而更容易地采取健康行为。例如，可以采用建立肿瘤患者互助网络，提供心理咨询服务、同伴教育等方式，为肿瘤患者提供更好的支持和帮助，让他们能够更好地应对肿瘤治疗过程中的心理压力。

第九章 肿瘤健康管理材料的选择、开发、种类与使用

一、材料的选择

随着计算机技术的发展与进步，互联网已经逐渐渗透到人们的生活之中，成为日常生活的一部分，也成为人们获取健康信息的一个重要途径。如今互联网上已有众多与肿瘤健康主题相关的网站，如专业机构与基金会等组织建立的网站，通过这些网站可以获取许多肿瘤健康管理的相关材料。本章主要介绍一些常用的网站。

（一）专业机构

1. 世界卫生组织

WHO 是联合国下属的一个专门机构，是国际上最大的政府间卫生组织。自成立以来，WHO 始终在全世界范围内积极倡导促进和保护健康的理念，其网站内有许多能够直接获取的肿瘤健康管理材料。（网址为 https://www.who.int/zh/health-topics/）

2. 美国国家癌症研究所

美国国家癌症研究所（National Cancer Institute，NCI）是美国癌症研究和资助的主要机构，是美国国立卫生研究院（National Institutes of Health，NIH）所属的 27 个研究所中历史最为悠久的

133

研究所。NCI 的目标是鼓励和支持癌症研究中的新发现并促进其应用，以期使癌症在不远的将来变为少见而易治的疾病，其网站内包含了比较全面的肿瘤健康管理信息。（网址为 https://www.cancer.gov/about-cancer）

3. 美国疾病控制与预防中心

美国疾病控制与预防中心（Centers for Disease Control and Prevention，CDC）是一个致力于公共卫生的美国政府组织。CDC 的网站内包含了许多医疗卫生领域的健康问题，其中也包括肿瘤健康管理的信息。（网址为 https://www.cdc.gov/cancer/index.htm）

4.MedlinePlus

MedlinePlus 是美国政府的国家医学图书馆运营的健康信息网站，擅长以通俗的语言介绍各类疾病、症状以及其他健康问题，包含了许多肿瘤健康管理的信息。（网址为 https://medlineplus.gov/cancers.html）

5. 国家癌症防控平台

国家癌症防控平台由国家癌症中心创建，是我国癌症防控科教、科普宣传的官方权威门户网站，是国家癌症中心推行国家癌症防控工作的重要战略部署。（网址为 http://www.chinancpcn.org.cn/）

（二）基金会

1. 中国癌症基金会

中国癌症研究基金会成立于 1984 年 10 月 26 日，于 2005 年更名为中国癌症基金会，是我国致力于癌症防治的公益性组织，是全国性公募基金会，其宗旨是募集资金，开展公益活动，促进中国癌症防治事业的发展，其网站内有着丰富的肿瘤健康管理信息。（网址为 http://www.cfchina.org.cn/）

2. 世界癌症研究基金会

世界癌症研究基金会（World Cancer Research Fund International，

WCRF）是一个国际性联盟组织，致力于预防和控制癌症。（网址为 https://www.wcrf.org/）

（三）其他平台

除了上述的专业机构及基金会网站外，还可以从一些综合性门户网站的健康频道中获取肿瘤健康管理材料。这类网站更加追求受众偏好，但同时也存在专业度不够、部分内容不够科学等问题。因此，肿瘤健康管理材料的选择还是更加建议从一些专业机构及基金会网站上获取。

二、材料的开发

（一）材料的制作原则

1.科学性原则

肿瘤健康教育材料作为健康促进活动所需要传播的健康信息，应该是完整的、科学的、全面的，任何不全面、不完整、不科学的信息在材料中出现，均可能给受众对象造成误导并产生相反的结果。

2.适宜性原则

进行健康管理的目标对象分属于不同的人群，其文化水平、生活习惯与经历、健康意识与传统观念、知识与行为水准等许多方面均存在差异，因此肿瘤健康管理材料需要具有适宜性强的特点，要能够满足不同人群的需求，为不同人群提供个性化的肿瘤健康管理服务。

3.实用性原则

肿瘤健康管理材料在制作时需考虑其实用性，材料的内容应该贴近目标人群的实际生活现状，能够为目标人群实际接受与应用。若是制作的材料在实用性方面考虑不周，将无法取得理想的效果。

4.预试验原则

在制作肿瘤健康教育材料时应重视预试验工作，根据预试验结果进行分析，并调整材料的设计方案，以保证制作的材料适合主要的目标人群，能够为目标人群理解并接受，从而产生预期的社会效益。

1）预试验的步骤

（1）确定试验对象：选择一小组代表性的肿瘤患者、高危人群或一般人群作为试验对象，以确保试验结果的可靠性。

（2）设计试验方案：确定试验的目的、方法和时间安排。可以采用定量和定性的方法开展试验，如问卷调查、访谈、观察等。

（3）实施试验：根据试验方案，进行预试验。例如，让试验对象阅读材料、填写问卷，观察他们的反应和理解程度。

（4）数据收集和分析：收集试验数据，并进行统计和分析。可以分析试验对象的反馈意见、理解程度、满意度等。

2）预试验的评价指标

（1）材料的易读性和易理解性：评估试验对象对材料内容的理解程度。可以通过问卷调查、测验或面谈等方式评估试验对象对材料中关键信息的理解程度。

（2）材料的实用性：评估试验对象对材料内容的实际运用情况。可以通过观察或访谈的方式了解试验对象是否能够正确使用健康管理工具、理解患病风险以及采取正确的健康管理行为。

（3）试验对象的满意度：评估试验对象对材料的满意程度和改进的意见、建议。可以通过问卷调查等方式收集试验对象对材料的整体评价、可读性、可操作性等方面的反馈。

3）预试验后的改进方法

（1）优化内容：根据试验对象的反馈意见，对材料中的内容进行调整和优化。确保信息准确、完整，并以易于理解和操作的方式呈现。

（2）改进语言：根据试验对象的反馈意见，对材料的语言进行改进。确保使用简洁明了、易于理解的语言，并避免使用过于专业化的术语。

（3）调整结构：根据试验对象的反馈意见，对材料的结构进行调整。确保材料的逻辑性和组织性，使信息呈现有序，并能够引导试验对象按照正确的顺序进行健康管理。

（4）增加互动性：根据试验对象的反馈意见，增加材料的互动性。可以添加练习题、案例分析或交互式工具，使试验对象更主动地参与学习和实践。

（5）参考专业建议：参考专业人士的建议和其他相关研究的结论，对材料进行改进。包括与肿瘤健康管理相关的医生、护士或健康教育专家的意见。

（二）材料的制作流程

肿瘤健康管理材料的制作流程见图9-1。

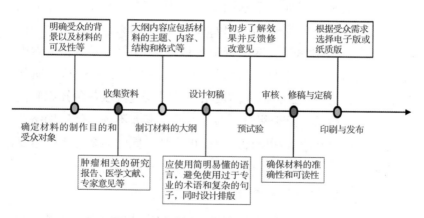

图9-1 肿瘤健康管理材料的制作流程

三、材料的种类

肿瘤健康管理材料的种类很多，常见的种类如下。

（一）宣传册和海报

宣传册和海报制作简单、易于传播，可以通过宣传展览等形式进行科普宣教，同时可以通过图片和文字简单明了地传达肿瘤健康管理的知识和信息。但是宣传册和海报内容一般比较简略，难以提供详细和全面的肿瘤健康管理指导，同时受众范围也较为有限。

（二）健康手册和指南

健康手册和指南提供的肿瘤健康管理指导更加详细和系统化，可以提供更加全面的肿瘤知识和信息，同时也可以为患者提供更加具体和个性化的就医指导和支持。但是健康手册和指南的制作和印刷成本较高，且需要专业的编写和设计团队完成，同时也需要较长的时间和较多的精力进行制作和更新。

（三）网络资料

网络资料是指通过互联网或其他网络渠道获取的各种形式的信息、数据、文档和资源，包括但不限于网页、电子书籍、论文、报告、数据库等。网络资料可以通过网络浏览器、搜索引擎、在线数据库等工具进行访问和获取。网络资料的特点是便捷、广泛、实时性强，能够满足用户随时随地获取各种知识和信息的需求。然而，由于网络上的信息质量参差不齐，使用网络资料时需要审慎地辨别和验证来源的可靠性，同时需要考虑信息安全和隐私保护等问题。

（四）视频和音频资料

视频和音频资料可以通过生动形象的形式向公众传达肿瘤健康管理的知识和信息，有利于增强公众的健康意识和防范意识。但是视频和音频资料需要专业的制作和编辑团队完成，同时也需要考虑受众的文化和语言差异等问题。

（五）健康讲座和培训

专业的讲师和专家可以通过健康讲座和培训，向公众提供更加深入和全面的肿瘤健康管理指导和支持，同时也可以提供互动交流和问答环节，有利于增强公众的健康意识。但也存在受时间和地点限制、参与者数量有限、成本高和参与者需求不同等缺点。

四、材料的使用及修改完善

肿瘤健康管理材料是指为帮助人们更好地了解和预防肿瘤而制作的相关材料，包括宣传资料、指南手册、健康教育视频等。针对不同风险、年龄和文化程度的人群，需要采取不同的方法来使用这些材料，以达到更好的效果。

（一）针对不同风险人群的材料使用方法

1. 一般风险人群

对于一般风险人群，可以通过张贴科普宣传海报，发放宣传资料，在社区、学校等公共场所播放健康教育视频等方式来宣传肿瘤预防知识。这些材料应简洁明了、易于理解，同时要突出肿瘤的高发因素、预防措施和早期诊断的重要性，让大众了解到肿瘤的危害以及如何预防和及时发现肿瘤。

2. 高风险人群

对于高风险人群，需要使用更加具体的指南手册，内容包括肿瘤的高危因素、健康饮食、戒烟限酒、运动锻炼等方面的建议。同时，还可以邀请专业医生举办讲座，向高风险人群传授更加专业的肿瘤预防知识。

3. 肿瘤患者

对于肿瘤患者，需要使用针对性更强的健康管理材料，内容包括肿瘤的治疗方案、护理注意事项、营养调理等。这些材料应该更加详细、科学，同时还应包含心理疏导方面的内容，帮助患者更好地面对治疗过程中的压力和困难。

（二）针对不同年龄段人群的材料使用方法

针对不同年龄段的人群，需要根据其生理和心理特点，使用不同的健康管理材料。

1. 儿童和青少年

对于儿童和青少年，应该采用生动形象的语言和图片，让他们能够更容易地理解肿瘤的概念和预防方法。同时，可以通过游戏、绘画、讲座等多种形式，让他们积极参与到肿瘤健康管理的过程中。

2. 成年人

对于成年人，应该向他们传达肿瘤的严重性和预防的重要性，让他们了解肿瘤的高发因素、预防方法、早期筛查和治疗等相关知识，同时应该提醒他们定期进行体检。

3. 老年人

对于老年人，应该着重宣传肿瘤的早期筛查和治疗等知识，让他们了解肿瘤的常见症状、筛查方法和治疗方案，以及如何预防肿瘤的复发。

无论是哪个年龄段的人群，肿瘤健康管理材料都需要注重宣传肿瘤预防和早期筛查的重要性，以增强人们的健康意识和防范意识。同时，还需要提供相关的就医指导和支持，帮助人们更好地进行肿瘤管理和治疗。

（三）针对不同文化程度人群的材料使用方法

1. 文化程度较低的人群

文化程度较低人群的肿瘤预防和治疗的知识可能比较匮乏，因此需要用通俗易懂的语言和图文并茂的方式对这类人群进行宣传和普及。同时应该通过多种形式，如宣传海报、广播、电视、讲座等，让他们充分了解肿瘤的危害和预防方法。

2. 文化程度较高的人群

对于文化程度较高的人群，可以采用更加专业的方式进行宣传和普及。例如，可以提供更加详细和深入的肿瘤预防和治疗等方面的知识，以及最新的研究进展和技术应用情况，还可以通过专业的健康讲座、健康咨询等形式进行宣传。

无论是面对哪种文化程度的人群，在使用肿瘤健康管理材料时，都需要注意以下几点。

（1）语言要简单易懂，避免使用专业术语或难懂的词汇。

（2）图片和图表要清晰明了，能够直观地传达信息。

（3）需要针对不同的人群，提供不同的信息和建议。

（4）宣传内容要科学、准确、可靠，避免夸大宣传和误导。

（5）需要定期更新宣传内容，及时反馈和回应公众关注的问题。

（四）材料使用后的修改完善

肿瘤健康管理材料使用后，为了更好地满足使用对象的需求和为目标人群提供更有效的健康管理支持，还需要不断地对材料进行修改和完善。修改和完善的步骤见图9-2。

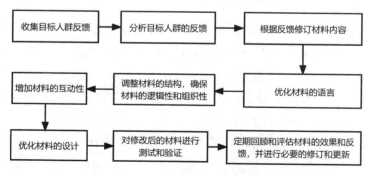

图9-2 肿瘤健康管理材料使用后的修改完善步骤

第十章　肿瘤健康管理的社会营销与服务

自 20 世纪 70 年代以来，社会营销开始作为一门独立学科，在公共卫生、保健服务、疾病诊疗等取得了一系列正面而有意义的影响。中国政府高度重视居民健康素养水平的提高以及肿瘤的健康管理工作，鼓励相关工作人员在健康教育、健康传播和健康促进中，运用社会营销来提高人们对肿瘤预防和治疗的知识、信念、态度和行为。让公众意识到健康风险因素，掌握预防知识，并通过对健康公共产品的"营销"来改变人们的健康风险行为。

一、正确认识社会营销

（一）社会营销的定义

社会营销（Social Marketing）是运用市场营销原理和技巧来影响目标受众行为，确保造福社会和个人的过程。社会营销属于道德营销、绿色营销，能够考虑社会民众的利益，符合社会可持续发展理念。社会营销产生于 20 世纪 70 年代初，现代营销之父菲利浦·科特勒（Philip Kotler）与其搭档扎尔特曼（Gerald Zaltman）在《市场营销杂志》（*Journal of Marketing*）上发表了《社会营销：有计划的社会变革途径》（*Social Marketing：An Approach to Planned Social Change*）一文，首次提出了"社会营销"这一概念。自此，许多社会营销专家都给出了相应的定义，但是这些定义都包含一些共同的内容：影响目标受众的行为；采用市场营销的手段和规划过程；分析目标受众的需求；带来的结果是正面而有价值的。如果说肿瘤健康管理是重要的、特殊的社会公共产品，那么我们可以认为对其进行有组织的社会营销，可以使目标受众为了自己、群体或者公众的长远利益而接受、放弃或调整某种行为。

（二）社会营销的目的

社会营销的目的主要是影响变革目标受众行为，包括改善健康状况、预防伤害、保护环境、贡献社会以及提升人民福祉。社会营销的重心是影响目标受众的行为，充分考虑目标群体和社会的利益，而不是最大限度地赚取利润，如印度的"小儿麻痹+"计划帮助印度消除了小儿麻痹症，美国开展的"真相青年吸烟预防运动"帮助45万名青少年远离吸烟。我国自2012年启动的中国城市癌症早诊早治项目，主要针对城市地区高发的肺癌、乳腺癌、肝癌、结直肠癌和上消化道癌（食管癌和胃癌）五大类癌症，是降低癌症发病率、提高癌症早诊率、减轻疾病负担、提高患者生存率的有效手段。国内肿瘤健康管理的整体参与度相对于其他发达国家而言还是比较落后，要想使目标受众主动参与肿瘤健康管理，需要更多地应用社会营销的理论，通过各方力量的整合来开展肿瘤健康管理服务。

（三）社会营销与其他相关学科的区别

不少人认为社会营销就是通过广告、宣传、网络媒体来吸引人群，从而增加收入，这些认识都混淆了社会营销的真正内涵。社会营销与其他相关的学科包括市场营销、教育、社交媒体、行为经济学等都有所不同。市场营销虽然坚持以客户为中心，但不代表客户的需求与自身的利益一定相符，也没有考虑是否和社会的利益相符，比如大家都知道吸烟和喝酒有害身体，但是客户有这方面的需求，如果满足了客户的需求，就会损害客户利益和社会利益。在客户需求和社会利益相矛盾的问题上，市场营销理念已经不能解决这一问题，而社会营销不仅能考虑客户的需求，还能综合考虑公众和社会的利益。行为经济学虽然囊括心理学、人文科学等，但其主要关注的是外界环境如何影响个人行为的变革，而社会营销需要运用众多方法来实现行为的变革最大化，比如使肺癌高风险人群每年进行一次低剂量螺旋 CT 筛查、改变不良的生活方式（如吸烟），这些就是社会营销起到的作用。

二、肿瘤健康管理的社会营销服务十大步骤

（一）目的分析

社会营销的第一部分是确定社会问题：问题是什么？问题的严重程度有多大？是什么导致了问题的发生？据统计，2018 年我国新发癌症 4 285 033 例，占该年全球癌症新发病例的 23.7%，癌症的发病率不断增加但缺乏较有效的根治方法，使恶性肿瘤的预防和早期筛查发现成为控制其流行、降低患者死亡率的首选策略。通过社会营销改变目标人群相关行为是我们的目的，比如我们的目的可以设为提高肺癌高危风险人群肿瘤筛查的健康素养、使用公筷减少幽门螺杆菌的感染、坚持运动降低肿瘤发生风险等。另外，现阶段人们对于健康越来越关注，健康信息传播最好是从传播的对象出发，且要根据事实情况把传播对象进行分类和分层，我们可以运用社会营销的思维和方法去宣传和推广健康科普。当然社会营销的目的不要太大、太广，否则容易抓不到重点，我们应该缩小计划范围，在实现目的的几个选择中确定一个

焦点，如在结直肠癌的筛查中，我们会侧重于年龄大于 45 岁的所有无症状人群等高风险人群的筛查，通过定量粪便隐血试验、结肠镜检查等手段进行筛查。

（二）情景分析

基于社会营销计划的目的和侧重点，是通过 SWOT 分析原则进行情景分析，即从优势（Strengths）、劣势（Weaknesses）、机会（Opportunities）和威胁（Threats）四个方面进行分析，也可以通过对微观环境和宏观环境的分析厘清思路。微观环境是组织对于社会营销的管理因素，包括资源、服务提供、管理层支持、问题的优先顺序、内部人员、现有的同盟和合作伙伴、过去的表现等；宏观环境是组织可控力较弱的部分，包括文化因素、技术因素、人口因素、自然因素、经济因素、政治或法律因素、外部人员等。据统计，全球宫颈癌的发病例数由 2018 年的 56.9 万增加到 2020 年的 60.4 万，死亡病例由 2018 年的 31.1 万增加到 2020 年的 34.2 万，如果我们的计划是降低宫颈癌的死亡率，那么我们就要清楚实现这一目标的主要优势就是接种疫苗和宫颈癌的筛查，但是宫颈细胞筛查人员缺乏、公众对筛查普遍存在恐惧及尴尬的心理、筛查费用昂贵等是导致女性拒绝宫颈癌体检和筛查的重要因素。但是我们也应该抓住这个机遇，变被动为主动，比如使用人工智能技术辅助宫颈细胞筛查。关注弱势群体，提供免费筛查，目前国家已经开展了妇女公共卫生项目"两癌"筛查，各级政府、医院都在积极宣传动员促使该项目的全面开展。

（三）确定目标受众

在进行肿瘤健康管理时，应该以某一健康管理计划为出发点，选定乐于改变行为的人群为目标受众。包括将人群按照类别细分，根据各项因素细分人群，再选定一个或多个细分人群作为目标受众。例如，根据中国居民膳食指南进行饮食干预时，我们分析青少年可能对饮食新式烹饪做法感兴趣，中年人可能对某种食物的作用感兴趣，老年人可能对饮食养生感兴趣。从城市和农村、东部地区和西部地区等区域差异来看，目标受众不同，健康行为干预的措施也应该有所不同，否则会降低干预效果。我国在推进肿瘤筛查的项目中，肺癌高风险人群（即高危人群）的识别是开展肺癌筛查的关键环节，高危人群界定的精确与否直接关联到疾病检出率、假阳性率、筛查成本、收益等。如在进行肺癌筛查时，可以先确定在某市某区开展，然后根据性别、年龄、职业、有害物质暴露史、吸烟情况、运动锻炼、睡眠情况、饮茶情况、既往病史、癌症家族史、代谢标志物等识别出目标人群，有针对性地在高危人群中开展肺癌低剂量螺旋 CT 检查，有利于及时检出肺部病变。在实际的肿瘤筛查中，目前依托于国家癌症中心开发的"中国居民癌症防控"小程序可以为人群免费进行癌症的风险测评和个性化的健康指导，以便于相关癌种高危人群获取高质量的精准肿瘤筛查服务。当然，我们也可以研究人群对肿瘤体检与健康管理的看法、参与程度以及采取的行为，将目标人群划分为恐惧群体、关心群体、谨慎群体、怀疑群体、不屑群体、散漫群体等类别。

（四）确定行为目标

社会营销活动都有行为目的和目标，行为目标即目标受众将被影响并采纳的行为，也包含一些知识目的和价值观目的。我们可以根据影响、意愿、可衡量性、市场机遇、市场供给等确定行为目的的优先等级。例如每周至少进行 5 天中等强度身体活动，累计 150 分钟以上。保证每天摄入 200 ~ 350 g 的新鲜水果，注意果汁不能代替鲜果。在预防前列腺癌的自我健康管理中，50 岁以上的男性应该接受每年一次的前列腺检查；在乳腺癌的健康保健中，女性也应学会正确地进行自我乳腺查体。

社会营销的目标是行为改变的期望改变水平，在确定目标时，目标是可量化的，应符合 SMART 原则，即具体的（Specific）、可测量性（Measurable）、可实现性（Attainable）、相关性（Relevant）和时限性（Timesensitve）。基于目前我国的肿瘤防治现状，《健康中国行动（2019—2030 年）》将中国 2030 年总体癌症 5 年生存率的目标设定为不低于 46.6%，相信通过有效的预防和筛查措施，癌症的死亡率在未来一定会得到有效的控制。

（五）影响目标受众行为改变的其他因素

我们在准备为高危人群进行肿瘤体检和筛查时，可能会马上进行头脑风暴，选择标语、宣传册，寻找合适的筛查方案，但是可能我们还并不完全了解目标受众的真实需求和感受。据有关研究报道，即使是政府免费筛查，社区人群的宫颈癌筛查的接受率也仅为 56.4%。因此，首先应分析影响目标受众行为改变的障碍因素，障碍指的是目标受众不想实施目标行为或者认为无法实施的原因。相关研究指出，妇女进行宫颈癌筛查，其文化程度以及家庭收入与宫颈癌防治知识知晓率相关，随着文化程度和个人收入的提高，妇女更愿意参与宫颈癌筛查，因为她们更能理解到筛查的意义。其次要分析效益，效益指实施目标行为将会给目标受众带来的"好处"，虽然大家都知道健康是一种收益，但是把它放在公共健康的广泛概念中来看，对于消费者来说可能并不那么重要，所以这就要求医生、社区、家人等应在恰当的时机多交流沟通，告知群众肿瘤筛查的重要性和意义。另外，要了解目标受众行为改变的潜在动机，潜在动机是指如果有人能够给目标受众提供说明、演示等帮助，会大大增加他们采纳目标行为的可能性。即如果周围有人参加过宫颈癌筛查，或者交通方便，有家人陪伴等会增加妇女到医院进行宫颈癌筛查的可能性。最后，要分析影响目标受众行为改变的竞争行为，竞争行为指目标受众更愿意实施的目标行为，比如将妇女应定期做宫颈癌筛查作为一种期望行为，那么它的竞争行为可能包括因去做这个检查会让人感到羞耻从而不敢去做宫颈癌筛查。营销策划要求"知己知彼"，所以我们应该深入调研，运用相关的理论、模型等帮助我们进行策略的制订。

（六）营销价值定位

不同年龄、性别、生活环境、教育背景等的人群适合的肿瘤健康管理的方案是不同的，要将肿瘤健康管理做到精准是一个巨大的挑战。定位就是要成功地塑造一个以目标受众为中心的价值主张，即用一个无可挑剔的理由，告诉目标受众为什么要从你那里购买产品。比如以这个价值定位为例：肥胖是一种慢性代谢性疾病，肥胖会增加患癌风险，且越胖的人患癌风险越高，所以我们希望青少年一定要控制高热量食物的摄入量，至少不要持续增重。通过这个定位阐述目标人群、行为方式可以使我们事半功倍。同时我们应该理解到行为指向定位、障碍指向定位、受益指向定位、竞争指向定位、重新定位、以定位为指导的品牌策略这些点。如在肥胖的健康管理中，行为指向定位指合理饮食、增加体育运动、调整生活方式。障碍指向定位是指通过这一定位帮助目标人群将需要克服的障碍最小化，即借助各类手机APP、同伴互助方式等进行体重管理。每年各省举行的癌症防治宣传周系列活动如健康跑步、科学认识肥胖等科普属于重新定位，可以不断提高公众认识。

（七）营销组合策略

营销组合策略中的"4P"包括产品（Product）、价格（Price）、渠道（Place）和促销（Promotion）。

1.产品

产品是任何为满足某种需要或需求而向市场提供的东西。产品并不是简单地指衣服、食品、汽车等物品，它包括的种类很多，比如服务、信息等。社会营销的产品需要包含三个层次：①核心产品（实施预期行为带来的利益）。在肿瘤健康管理社会营销时，应考虑目标受众可以获得哪些潜在的收益，比如吸烟与肿瘤有关，为了降低青少年的吸烟率，核心产品就是青少年在控烟中所获得的健康与清洁的无烟环境。②现实产品（商品、服务及各类特殊的产品特征）通常围绕核心产品，是一些希望目标受众获得的服务、产品等，如为了降低青少年的吸烟率，现实产品就是减少吸烟，减少青少年的尝试吸烟行为；降低吸烟者的吸烟量，促进其戒烟行为。③附加产品（支持行为变革的其他产品要素）。附加产品虽然在活动过程中是非必需的，但是这些产品元素能够给社会营销一些新的契机，比如在学校开展的青少年控烟课程、社区医院的戒烟门诊、社区的戒烟者培训、戒烟热线等服务。

2.价格

现在个别体检机构通过低价格来吸引患者，这种行为既造成了竞争环境的恶化、医疗质量的降低，也增加了公众的不信任感。价格是目标受众在采取期望行为时消耗的成本，包括货币成本和非货币成本，货币成本就是选择肿瘤健康管理项目的检查费用，非货币成本包括所花费的时间、所做的努力、承担的心理风险等，在运用价格这个营销工具时，我们的目标是制定一些优惠政策来增加利益或者减少成本，通常包括以下6个营销策略。

（1）增加期望行为的货币性福利：如血液中心通过给予献血者礼物增加献血人数。

（2）增加期望行为的非货币性福利：如学校每年年底统计图书馆的借书量，对借书量第一的学生给予全校表扬。

（3）减少期望行为的货币成本：如出现雾霾天气时，为降低空气污染，实行乘坐公交车出行免费政策。

（4）减少期望行为的非货币成本：如为了鼓励人们节约粮食，在餐厅内贴出种粮不易的宣传画。

（5）增加竞争行为的货币成本：如对油耗过大的汽车增加停车费。

（6）增加竞争行为的非货币成本：如通过开展晚期癌症并发症的讲座提高人们的肿瘤防控素养。

医院健康管理中心可以针对受检者存在的健康问题，强调健康行为改变的好处，如通过科普讲座请吸烟者比较吸烟和戒烟的利弊，比较坚持规律作息和不规律作息的利弊等，明确改变不良的生活行为带来的障碍是值得的。还可以通过互联网、社区、志愿者进行健康管理的跟踪随访，提高社会支持，降低改变不良行为的精神成本。

3. 渠道

渠道是目标受众施行预期行为、获取相关物品和接受相关服务的时间和场所。外卖上门、自动售货机、手机地图软件等给人们的生活提供了很多方便。如通过车载移动CT，让群众在家门口就能享受到CT检查就是一个成功的策略，这个策略就是使检查位置更近。还有一种策略是目标受众在哪里购物，就将检查点设在哪里，比如癌症防治中心在购物广场开展乳腺检查就可以吸引那些因为忙碌不去做检查的妇女。肿瘤作为一种慢性疾病，可能会没有明显的不适症状，还有部分人员也存在"谈癌色变"的心理，因此我们也可以把社区作为肿瘤健康管理服务的主要渠道之一，通过社区健康管理提高覆盖率，也有利于打造医院品牌，同时医院应该同卫健委（国家卫生健康委员会）、民政厅等政府部门合作，把国家的癌症防治筛查工作结合在一起，以提高肿瘤健康管理活动的可信度。

4. 促销

促销是针对目标受众，设计和传达劝说性消息以激发他们的行为的一种方式，包括 4 个组成部分。

（1）确定所需信息：以胃癌的筛查防治为例，幽门螺杆菌的感染和胃癌的发生关系密切，主要是因为幽门螺杆菌感染会引起慢性活动性胃炎，在胃黏膜萎缩和肠化生的发生、发展中起着重要作用，因此让目标人群充分认识到幽门螺杆菌感染的危害，有助于我国胃癌的防治。

（2）选择值得信赖的信息传递者：信息传递要求具有专业性、可靠性、易于接受性，幽门螺杆菌的感染是胃癌发生的危险因素，国家消化系疾病临床医学研究中心和国家消化道早癌防治中心联盟等专家团队是这个信息的重要传递者。

（3）发展促销活动中创意因素需要考虑的建议：将期望的信息内容从标识、标语、宣传材料等方面进行强调，比如粉红丝带作为全球乳腺癌防治活动的公认标识，常被用于宣传"早预防、早发现、早治疗"这一理念。

（4）选择交流渠道：主要的社会营销传播渠道包括广告、公共关系和特殊事件、特殊的促销产品、指示牌和显示屏、个体销售、社会媒介渠道、网站、流行和娱乐媒体，在制订交流策略和选择宣传渠道和方式的时候应该进行促销目的、目标人群、宣传范围、宣传成本、宣传方式等多方面的调查和分析，从而制订相对合理的宣传计划。

（八）监测和评估计划

监测是指从社会营销工作开始到完成之前这段时间对工作所进行的衡量，其目的是帮助我们决定是否需要进行中途修正，从而确保我们能实现最终的营销目标。评估是对所发生的事情的一种衡量和最终报告，从而回答最后的问题：我们是否实现了改变目标受众行为、知识和态度的目标？

我们在开展不同癌症的筛查时，需要评估哪项筛查技术有效、哪些筛查流程应该优化，以及如何提高检查的准确性以保证下次筛查会做得更好。同时也要评估投入、产出、结果、影响、投资回报，比如在结直肠癌筛查项目中结直肠肠镜检查有助于发现结直肠癌前病变，但民众的依从性相对较低，限制了筛查整体效果和经济学收益，所以应加强高危人群肠镜检查的动员工作。在评估工作中注意活动前、中、后三个时间点，采取措施实现预期目标。

（九）经费

预算价格是实现可量化行为目标的关键，营销预算如果是一种投资，那么这个投资就是行为改变的程度与财务投入的比较。我国多项大规模的癌症筛查均得到了中央财政项目的支持，包括 2005 年开始开展的农村癌症早诊、早治项目，2009 年开始开展的农村妇女"两癌"检查项目，2012 年开始开展的城市癌症早诊、早治项目。在一些癌症筛查的经济学评价研究中，胃癌和结直肠癌筛查更经济有效，在一般人群中可予以优先考虑；食管癌筛查在高发区也可优先考虑；乳腺癌筛查总体来看亦经济、有效，但其筛查频率等细化因素可能需要权衡。

（十）规划实施和可持续行为

任何的社会营销活动都需要制订详细的实施计划以确保可持续性，我们可以通过制作简明的工作文档，把社会营销要求的许多关键内容拟定出来，包括做什么、谁做、怎么做、预算是多少。对于每个营销计划，我们可以根据时间甘特图来对其细分阶段，每一个阶段要囊括目标受众、活动目标、营销组合策略等内容。

第十一章 居民肿瘤智能健康管理系统的使用与管理

一、系统简介及功能

居民肿瘤智能健康管理系统主要面向健康人群，利用知识图谱、智能推荐网络等信息技术，科学设计系统内容，为不同风险人群提供专业、个性化的健康管理服务，帮助居民提升肿瘤应对能力以及医疗卫生机构提升其肿瘤健康管理效率。肿瘤智能健康管理系统采取 B/S 模式进行开发，主要包括服务器端、中台模块（网页机构端）、用户端（微信小程序端）。用户可通过微信搜索"居民肿瘤智能健康管理"小程序进入系统。

（一）服务器端

1.构建过程

系统服务器端的开发使用 Java 语言，利用 SpringBoot 和 MyBatis–Plus 框架，编写 RESTful 风格的 API 接口，并规定用 JSON 格式进行前后端的数据交互。当某个接口接收到网页或是小程序的请求时，会根据其请求地址和传入的参数，调用对应的 Controller，在 Controller 中调用业务逻辑层的函数来操作数据库，并进行逻辑判断等处理，将新的数据传回前端。本系统使用 MongoDB 数据库存储小程序端的用户信息、问卷信息等数据，并使用 MySQL 数据库存储网页端的管理员用户信息和权限控制信息等数据。开发完成后，整个项目被打包为一个 jar 包文件，上传至医院内部的 Linux 服务器，启动进程后完成部署。网页和小程序可以通过不同的请求路径调用对应的 API，实现相应功能。

2. 功能

系统服务器端负责提供接口，根据接收到的网页端或小程序端的请求路径以及参数，执行相应的判断并操作数据库，再将响应结果传给前端，实现网页和小程序的功能。

（二）中台模块（网页机构端）

1. 构建过程

系统中台模块（网页机构端）使用 Vue 框架搭建，实现 web 开发中的前后端分离并单独部署。界面编写的时候，先在视图层的 VUE 文件中使用 Element-ui 的组件库，利用其提供的容器快速搭建出整个网页的布局。在 <script> 标签中，使用 JavaScript 语言实现组件绑定、数据双向绑定以及相应的事件处理函数，同时引入用 async/await（异步等待方式）封装好的请求函数（其请求路径与后端的接口路径一致），调用 API 执行相应的操作。

2. 功能

网页机构端主要针对机构管理人员对用户进行管理，由读写权限的控制、用户信息的统计、本地数据库等模块构成，可实现对问卷信息、用户信息的编辑、分析及管理等功能。

（三）用户端（微信小程序端）

1. 构建过程

用户端（微信小程序端）采取原生框架的开发模式，该框架基于 Vue 框架和 JavaScript 语言实现。小程序的每个页面由 4 个文件进行描述：WXML 文件相当于 web 开发中的 HTML，利用标签语言，结合基础组件、事件系统，可以构建出页面结构；WXSS 文件相当于 web 开发中的 CSS，且语法基本一致，给页面添加样式；JSON 文件用来对本页面的表现进行配置；使用 JavaScript 语言编写的 JS 文件，能定义和实现页面的一系列交互事件，同时通过某个 url 路径发送 HTTPS 请求，调用 API 接口进行逻辑处理，并通过和 WXML 文件的数据绑定，将从后端获取的数据渲染到小程序页面上展示给用户。此外，小程序使用了微信官方提供的云开发功能，可以利用云函数和云数据库，获取到微信用户的 OpenID，与提交的问卷一起以 JSON 格式传给后端，存入服务器上的 MongoDB 数据库。

2. 功能

用户端（微信小程序端）主要由应用界面、通信层等构成，完成数据的通信传输，接收服务端的智能化服务，并将服务展现出来。居民肿瘤智能健康管理系统主要包括 5 个板块：主页（风险评估板块）、健康课堂、健康指导（行为干预模块）、消息（互动交流模块）、我（用户档案）。通过这 5 个板块的内容，可实现居民健康信息采集、肿瘤患病风险评估、健康知识浏览及推送、健康行为干预、建立健康档案等功能。

1）肿瘤患病风险评估

通过 Meta 分析对居民常见癌种危险因素进行筛选，确定危险因素清单，同时咨询临床医学、社会医学、流行病学、统计学等领域的专家，结合各癌种的早诊、早治指南，以及最新版《居民常见恶性肿瘤筛查和预防推荐》等资料，设计居民常见癌种危险因素调查问卷并对癌症高风险人群进行定义，构建居民常见癌种风险评估模型。

用户在小程序"主页"板块通过填写居民常见癌种危险因素调查问卷，系统基于肿瘤风险评估模型可评估用户某癌种风险大小（如一般风险、高风险等），从而进一步为用户提供个性化的预防干预奠定基础。

2）肿瘤相关知识浏览及推送

通过浏览网络、查阅文献 / 指南 / 书籍、咨询专家、与患者及家属交流等途径，收集居民常见癌种防治相关资料，内容涉及：①预防（如病因、危险 / 保护因素等）。②早期症状。③筛查（如手段、周期、费用、仪器等）。④就医（如医疗机构、医生资质、挂号流程的介绍等）。⑤诊断、治疗。⑥照护支持（如术前术后的护理、营养、疼痛干预、康复训练、症状管理等）。⑦建立肿瘤知识库，为系统提供数据和资料支撑。

上述常见癌种的核心知识在"健康课堂"模块展示，可供用户浏览阅读，系统也会定期更新并推送相应癌种的科普知识给目标用户。

3）健康行为干预

在行为干预理论（如健康信念模型、跨理论模型、自我效能等）的指导下，收集相关资料（如科普文章、行为干预资源、干预方案等），并对居民的 6 种不良行为，包括吸烟、饮酒、缺乏运动、不合理膳食、心理问题、生殖健康问题等进行干预。

用户在小程序"健康指导"模块可了解吸烟等不良行为改变的相关内容，包括用户行为信息、干预服务（行为干预相关资源，如门诊、电话热线、小程序 /APP/ 公众号、网站等；行为干预助手，如目标设置、计划制订、改变技巧、打卡记录、口号设置等）、行为相关科普资料等。

4）互动交流

系统可通过"消息"界面定期根据用户肿瘤风险评估情况及存在不良行为情况，推送相关癌种及行为改变科普知识给目标用户。

5）健康档案

在"我"页面可建立用户健康档案，包括用户基本信息、肿瘤风险评估信息及不良行为改变情况等，可供用户随时查阅。

二、操作方法

（一）网页端操作方法

1. 管理员登录

管理员的登录网址为：https://camanage.sichuancancer.org/，输入机构管理员账号和密码进入（见图 11-1）。

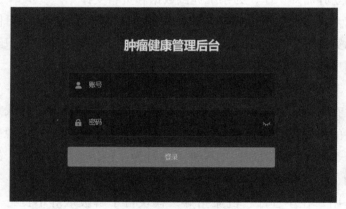

图 11-1　肿瘤智能健康管理系统网页端入口

2. 用户管理

管理员可查询系统用户账号、密码、邮箱、电话等信息，也可进行编辑管理。

3. 问卷管理

管理员可对系统使用的问卷，包括肿瘤患病风险评估问卷、尼古丁依赖检验量表（FTND）、酒精使用障碍筛查量表、运动状态调查问卷、PHQ-9 抑郁症筛查量表、GAD-7 焦虑症筛查量表等进行编辑和添加，同时可查看、删除用户填写的问卷信息，并进行统计管理（见图 11-2）。

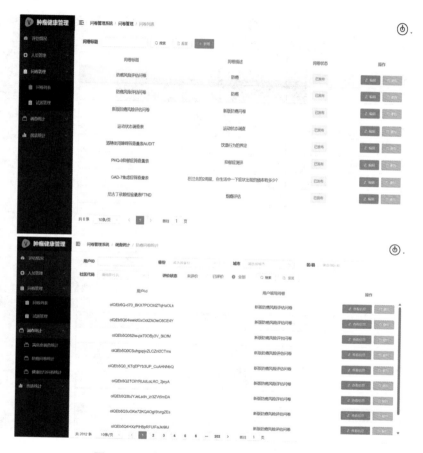

图 11-2　肿瘤智能健康管理系统网页端界面

（二）用户端操作方法

1. 用户登录

用户可直接使用微信账号登录，个人页面包括健康档案、测评结果、设置等功能（见图 11-3）。

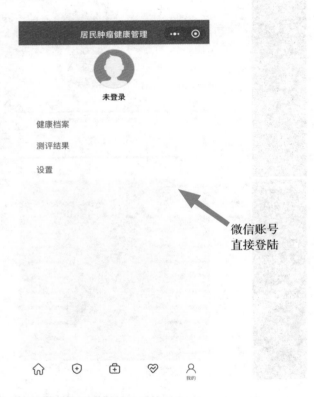

图 11-3　肿瘤智能健康管理系统用户端

2.肿瘤风险评估

居民填写肿瘤风险评估问卷（见图11-4）后，系统可直接出具风险评估结果并给予针对性的预防、筛查建议。问卷信息内容如下。

（1）人口学特征：包括性别、年龄、民族，以及人体测量指标（如身高、体重、腰围、臀围等）。

（2）生活方式：包括膳食习惯（如蔬菜、水果、红肉、加工肉、粗粮、腌晒食品、烧烤/油炸食品的平均每周摄入频率以及冷热度、盐味、进食速度等饮食习惯情况）以及吸烟、饮酒、运动情况。

（3）既往疾病史、一二级亲属肿瘤家族史。

（4）心理和情绪状况。

（5）女性生殖、生育史。

3.健康课堂

健康课堂主要涉及5个常见癌种的相关知识，包括各癌种的概述、预防、早期发现、诊断、治疗、康复等内容，供用户浏览学习（见图11-5）。

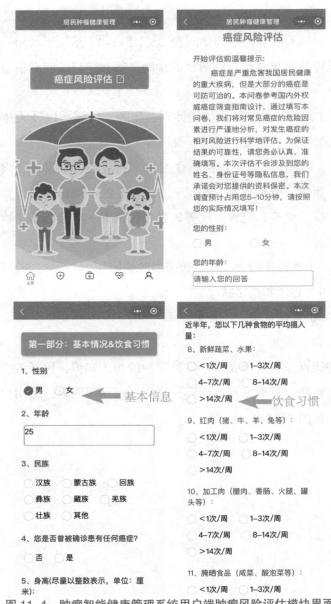

图 11-4　肿瘤智能健康管理系统用户端肿瘤风险评估模块界面

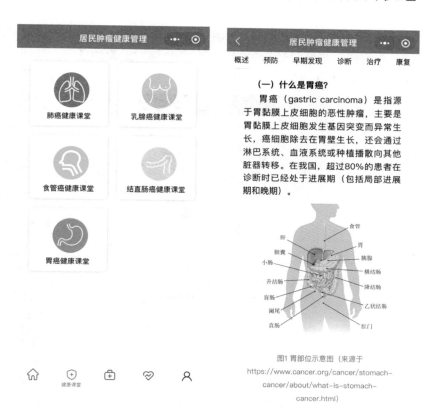

图1 胃部位示意图（来源于 https://www.cancer.org/cancer/stomach-cancer/about/what-is-stomach-cancer.html）

图 11-5 肿瘤智能健康管理系统用户端健康课堂模块界面

4. 行为干预

行为干预主要涉 6 个方面，包括戒烟、戒酒、心理健康、运动、合理膳食以及女性生殖健康（见图 11-6）。

1）戒烟

可通过"吸烟信息"了解个人的吸烟现况（来源于用户填写的肿瘤风险评估问卷），并可进行烟瘾评估测试；可通过"戒烟服务"了解戒烟相关资源：如戒烟电话热线、门诊、戒烟小程序或网站等，其中，部分戒烟小程序（如在线戒烟、戒烟有道）

可提供戒烟目标/计划制订、戒烟打卡记录等助手功能；可通过"科普资料"了解吸烟相关知识，包括吸烟对健康的危害、如何戒烟等（见图11-7）。

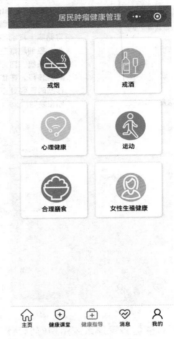

图 11-6　肿瘤智能健康管理系统用户端健康干预模块界面

2）戒酒

可通过"饮酒信息"可了解个人的饮酒现况（来源于用户填写的肿瘤风险评估问卷），并可进行酒瘾评估测试；可通过"戒酒服务"了解戒酒门诊信息，戒酒助手页面可了解限酒/戒酒的技巧、饮酒时的注意事项、酒精依赖者的健康处方等知识，以及戒酒记录打卡、戒酒计划制订等服务；可通过"科普资料"了解饮酒相关知识，包括酒精对健康的危害、如何戒酒等（见图11-8）。

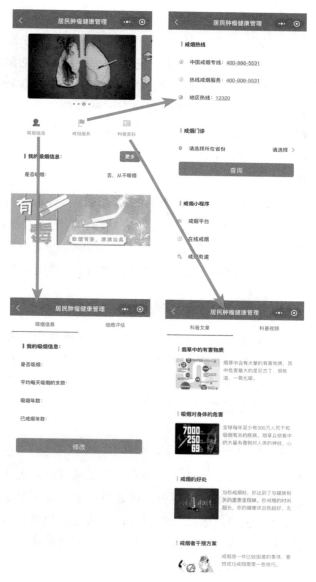

图 11-7　戒烟界面

3）心理健康

可通过"心理状况"了解个人的心理状况信息（来源于用户填写的肿瘤风险评估问卷），并可进行抑郁、焦虑评估测试；可通过"心理服务"了解心理门诊、心理热线、心理公众号、心理调适技巧知识等；可通过"科普资料"了解心理健康相关知识，包括心理疾病对健康的危害、心理疾病种类、相关症状、如何进行心理疏导等（见图11-9）。

4）运动

可通过"运动信息"了解个人的运动现况，并可做运动状态测试；可通过"运动服务"了解运动相关的小程序/APP、运动要点知识等；可通过"科普资料"了解运动相关知识，包括缺乏运动对健康的危害、运动的好处、如何科学运动等（见图11-10）。

5）合理膳食

可通过"饮食信息"了解个人的饮食习惯现况，并可做膳食指数测试；可通过"膳食资源"了解饮食门诊、公众号、网站、膳食科普小游戏等；可通过"科普资料"了解膳食相关知识，包括不良饮食习惯对健康的危害、如何合理膳食等（见图11-11）。

6）女性生殖健康

可通过"生殖健康信息"了解个人的生殖健康现况（来源于用户填写的肿瘤风险评估问卷）；可通过"生殖健康服务"了解生殖健康门诊、生殖健康技巧知识等；可通过"科普资料"了解不良生殖行为对健康（如肿瘤等）的危害、如何避免不良生殖健康行为等（见图11-12）。

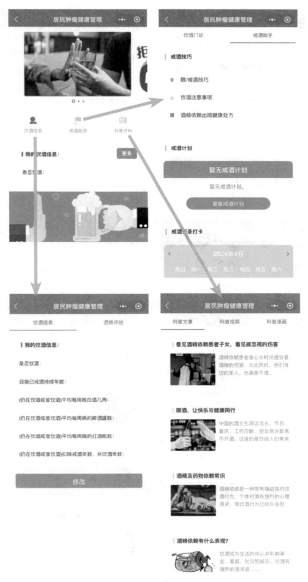

图 11-8　戒酒界面

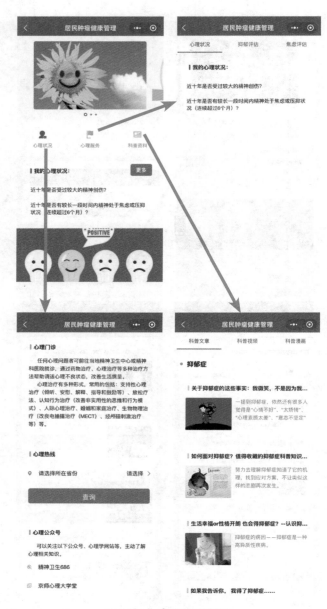

图 11-9　心理健康界面

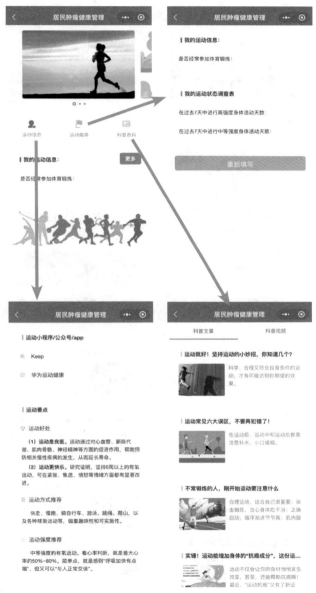

图 11-10　运动界面

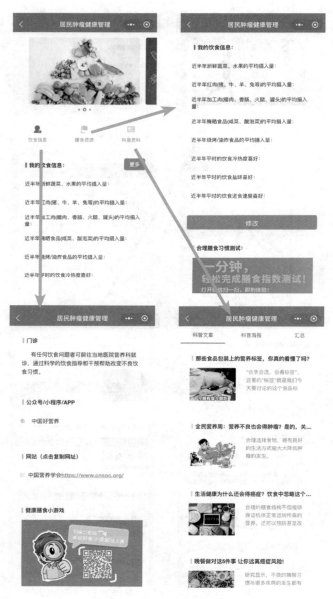

图 11-11　合理膳食

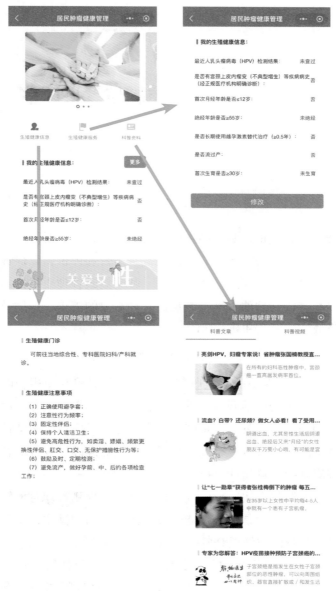

图 11-12　女性生殖健康

第十二章 质量控制与效果评估

一、质量控制

健康管理质量控制是指在健康管理的过程中，对健康管理的目标、内容、方法、效果等进行规范、监督和评价，以保证健康管理的质量和效益等的一系列活动。肿瘤健康管理质量控制的目的是提高健康管理的水平，满足被管理对象的需求，帮助被管理对象降低癌症发病和死亡风险。

（一）健康管理方案实施前的质量控制

（1）采用合适的工具收集和监测管理对象肿瘤相关的健康信息，这些工具包括问卷、量表、测试、仪器等，最好采用规范化或全国统一的工具。工具应具备有效性、可靠性、敏感性、实用性和安全性等特点。有效性是指工具能够准确地测量被管理对象的健康状况；可靠性是指工具在不同时间、地点和人员之间应保持一致的测量方法；敏感性是指工具能够检测管理对象健康状况的变化；实用性是指工具能够被方便地使用和操作；安全性是指工具应具备保护管理对象的隐私和安全的功能。

（2）制订个性化的肿瘤健康管理方案，包括管理目标、管理内容、管理方式、管理手段等，明确实施步骤和进度安排，分析实施过程中可能存在的问题或面对的困难并给出解决方案，参考国内外相关标准、规范、指南和证据等，以保证方案的科学性和合理性。

（3）选择专业的肿瘤健康管理团队，包括医生、护士、营养师、心理咨询师等专业人员，这些人员应具备相应的资质和经验，能够提供科学、专业、规范的服务。肿瘤健康管理方案应由肿瘤健康管理团队共同制订和实施。

（4）建立完善的质量监督和改进机制，明确各环节的质控人员，及时发现和解决问题，不断优化和完善健康管理流程和内容。

（二）健康管理方案实施中的质量控制

（1）对实施情况进行实时记录，确保执行与计划一致。

（2）对健康管理的关键指标进行收集和分析，如被管理对象的健康指标、满意度、知识和行为变化等，及时发现和解决方案实施中的问题，调整和优化方案的内容和方法。

（3）质控人员对健康管理的关键指标抽样进行电话或网络回访，以确保收集的数据真实、有效。

（三）健康管理方案实施后的质量控制

（1）对健康管理方案的整体效果和影响进行综合评价，如是否达到了预期目标，以及方案实施前后被管理对象知识和行为的改变等。

（2）对方案的实施进行成本效果评价，总结和归纳方案实施中的经验和教训，并提出改进意见和建议，为下一轮或其他类似的健康管理方案提供参考和借鉴。

（3）建立方案持续机制，通过制订长期的目标和计划，提供持续地支持和激励，培养被管理对象的自我管理能力和习惯。

二、效果评估

效果是衡量规划、项目、服务机构经过实施活动所达到的预定目标和指标的实现程度。效果评估主要是分析目标和指标的实现程度。

（一）评估指标

1. 评估指标确定原则

确定评价指标一般应遵循以下几个原则。

（1）科学性原则：指标体系结果的拟定、指标的选择必须以科学性为前提，确保指标的可靠性和客观性。

（2）完整性原则：即设计的指标要全面、正确地反映被评价对象的整体。

（3）敏感性原则：是指在同某项目或某系统相关联的一组因素中，某一因素发生的变动对该系统的预期结果所产生的影响性质及影响程度。

（4）资料的可得性、可靠性原则：在进行指标体系设计时，应充分考虑已有资料来源的限制及收集资料渠道的真实性与可靠程度，在指标设计上尽量将调查误差控制在最小范围内。

（5）可比性原则：评价指标的设置要考虑纵向和横向的可比性。所谓纵向可比，即与历史数据可比；所谓横向可比，即与其他国家、各区之间可比。

（6）目的性原则：指标体系应围绕评估目的，全面反映评估对象，不能遗漏重要方面或有所偏颇。

（7）可操作性原则：评价指标要有较强的可操作性，要适应我国现有的卫生发展水平、技术和经济能力等。在指标的设置上，还应力求以最少的指标来反映卫生项目的基本情况，使之具有现实性、适用性和可操作性。

2. 评估指标选取方法

（1）目标分析法：是评估指标时选取的一种常用方法，可以通过分析目标的性质、特点和要求，确定评估指标。对于复杂的系统，可以在目标与指标之间设置若干中间过渡环节；中间环节通常称为次级目标。因此，通常把指标分解为三个基本层次，即总体指标、一级指标和二级指标三个部分（见图12-1）。

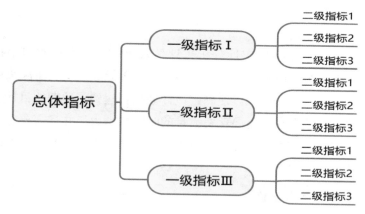

图 12-1 目标分解与指标体系的构建

（2）专家咨询法：邀请相关领域的专家，通过会议、问卷调查等方式征求专家的意见和建议，据此确定评估指标。

（3）文献调研法：收集并分析书籍、期刊、论文等相关文献，了解相关领域的研究现状和评估指标，然后根据文献调研的结果确定评估指标。

（二）评估方式

对于不同的评估目标，可以采用不同的评估方式，效果评估方式可分为定量评估和定性评估两种。

1. 定量评估

定量评估是使用数字或数据来评估效果的方法，通常包括问卷调查、项目记录等。定量评估的优点在于能够提供精确的数值评估结果，以便确定决策或行动计划是否取得了预期的效果。定量评估的缺点在于需要收集大量的数据并进行大量的计算，并且需要专业人士的支持。此外，定量评估也无法提供关于决策或行动计划的定性分析，例如该计划的影响、成本和可持续性等方面的信息。

2. 定性评估

定性评估是使用定性分析来评估效果的方法，通常包括访谈、焦点小组讨论等。定性评估的优点在于能够提供关于决策或行动计划的深入分析，以便确定该计划是否达到了预期的目标。定性评估的缺点在于需要耗费大量的时间和精力，并且需要专业人士的支持。此外，定性评估也无法提供关于数字或数据方面的评估结果。

（三）结果分析

问卷法是工作中最常使用的一种效果评估方法，下面以问卷调查法为例介绍效果评估的数据收集与数据分析过程。

1. 数据收集

1）设计调查问卷

在设计调查问卷前，要充分了解调研的目的和研究内容。根据研究目的与研究内容，将问题具体化、条理化和操作化，形成一系列可测量的变量或指标。

（1）调查问卷的常见结构：①标题。标题应概括说明调研主题，明确调查对象和调查中心内容，增强填写者的兴趣和责任感。例如"社区居民健康危险因素调查"。②前言。问卷前面应有一个说明，说明这个调查的目的、意义、主要内容、调查的组织单位、调查结果的使用者、保密措施等内容。③正文。正文是问卷的主体部分，主要包括被调查者的基本信息、调查项目、调查者信息三个部分。被调查者的基本信息一般包括被调查者的年龄、性别、职业、受教育程度等；调查项目是调查问卷的核心内容，是组织单位将所要调查了解的内容具体化为一些问题和备选答案；调查者信息一般包括调查者姓名、调查时间、调查地点等信息。④结束语。结束语可简短地向被调查者再次表示感谢，也可以征询被调查者对问卷设计和问卷调查本身的看法、意见和感受等。

（2）调查问卷的设计原则：①主题明确。根据调查主题，从实际出发拟定调查题目，问题应目的明确、重点突出，不列入可有可无的问题。②通俗易懂。所列问题应符合被调查者的理解能力和认识能力，避免使用专业术语。对敏感性问题使用一定的调查技巧，避免主观性和暗示性，以免答案失真。③逻辑性强。调查问题的排列应具有一定的逻辑顺序，符合被调查者的思维程序，一般是先易后难、先简后繁、先具体后抽象。④控制长度。问卷的作答时间通常应控制在 20 分钟以内，太长的问卷会让填写者失去耐心，导致无法完成或拒绝参与。

（3）调查问卷的提问方式：通常情况下，按照问题及答案可将调查问卷分为以下 2 种类型。①封闭式问题。规定了一组可供选择的答案和固定的回答格式。例如：您家饮水主要类型为A. 自来水；B. 桶装水 / 矿泉水；C. 井水 / 泉水。②开放式问题。被调查者用他们自己的语言自由地发表意见，不具体提供选择答案的问题。例如：您对目前社区提供的健康管理服务有何建议？不同问题类型的优缺点见表 12-1。

表 12-1　不同问题类型的优缺点

问题类型	优点	缺点
封闭式问题	答案标准化，易于编码和分析；被调查者易于作答，有利于提高问卷的回收率	难以察觉被调查者对题目的错误理解；可能产生"顺序偏差"或"位置偏差"，即被调查者选择答案可能与该答案的排列位置有关
开放式问题	可以使被调查者充分地表达自己的看法；可能获得研究者始料未及的答案	搜集到的资料中无用信息较多，难以统计分析；由于回答费事，可能遭到拒答；面访时调查员的记录会直接影响调查结果

2）制订抽样方案

抽样是一种选择调查对象的程序与方法，即从总体中选取一部分代表的过程，也是从总体中按一定方式选择或抽取样本的过程。抽样常分为以下 5 个步骤完成。

（1）界定总体：根据抽样调查的目的，对抽取样本的总体范围作出明确的界定。

（2）样本设计：选择恰当的抽样方法，确定抽样的精确性、可把握性及样本量。一般来说，抽样方法分为概率抽样和非概率抽样两大类。根据抽取调查对象的具体方式的不同，又可将概率抽样与非概率抽样分为若干小类，具体分类见图 12-2。

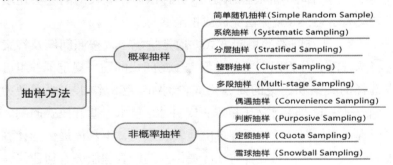

图 12-2　常见抽样方法

（3）制作抽样框：依据已经明确界定的总体范围，收集总体中全部抽样单位的名单，并对名单按随机原则进行统一编号，建立供抽样使用的抽样框。

（4）实际抽取样本：严格按照所选定的抽样方法，从抽样框中一个个抽取抽样单位，构成调查样本。

（5）评估样本质量：对样本的质量、代表性、偏差等进行初步的检验和衡量，防止由于前面步骤中的失误而使样本出现太大偏差，进而导致整个调查的失败。

3）实施问卷调查

调查计划和调查对象确定后，应招募、培训调查人员。在正式调查前应先进行预调查，预调查可以发现资料收集、现场管理及后勤工作中的问题，以便及时改正。

现场调查阶段的主要任务是按调查问卷设计的要求做好资料的收集工作。除了通过邮寄或网络等方式进行调查外，另一种重要的形式是由调查员直接与被调查者接触完成（即现场问卷调查），在现场问卷调查时需注意以下事项。

（1）在邀请对方接受问卷调查前，应先说明自己的身份与调查目的。

（2）被调查者不接受调查时，不要勉强对方，同时也不要为此气馁。

（3）如果是到某些单位、公司或学校进行整体性的调查，首先应取得被调查单位或地区有关部门的支持和帮助。调查者应尽可能在不影响被调查者的正常工作及学习的前提下安排好调查的工作任务和进程。

（4）如果经费允许，在调查结束后可以向被调查者赠送纪念品以表示感谢。

2. 数据分析

1）数据处理

（1）预处理：预处理是指对调查数据进行预先的审核、复查和编码，推断调查数据是否有效、内容是否完整、调查是否按规定的方式进行等。

审核：问卷回收后，首先需要审核问卷是否有效，无效问卷需剔除。在剔除无效问卷的同时，还需要保持一个较高的问卷回收率。一般来说，回收率如果仅有 30% 左右，资料只能作参考；回收率如果为 50% 以上，可以考虑采纳研究建议；当回收率为 70% ~ 75% 时，才可作为研究结论的依据。因此，问卷的回收率一般应不少于 70%。

空白较多的问卷、未完成的问卷很容易被识别和剔除，但有些表面上完整的问卷也可能存在种种问题，需要进一步辨别。常见的无效问卷类型还包括：①选择单一选项。比如全部都选 B，或者一半选 A 一半选 B。②随意填答（回答者随机选择答案进行填写）。这种情况在没有测谎题的问卷中较难发现，但有时通过对完全相同的题目或相近题目进行对比仍可判断出来。③多人同种答案。这种情况在当场回收的问卷中较少，多出现在同一单位集体发放问卷、经一段时间后回收的情况下，有些被调查者可能相互抄袭应付，或者一个人填答几份问卷。这样的问卷显然不能反映真实情况，都应作为废卷处理。

复查：通常在全部现场调查结束后，调查机构应对每位调查人员所做的调查问卷做一定比例的复查。复查的比例一般为 10% ~ 20%。复查一般通过电话或回访进行，复查内容主要包括以下 5 个方面：①查实此人是否真正接受了调查。②查实被调查者是否符合纳入、排除标准。③查实调查是否按规定的方式进行。④查实问卷内容是否完整。⑤核查其他方面的问题，如调查礼品是否发放、答题过程中调查人员是否给过提示。

编码：依据特地制定的编码规则和编码，将以文字符号表示的原始资料数据转换成数字字符型的数据，以便数据录入过程。编码包含选项的命名（变量名）和取值（变量值）两方面。

例如：您的文化程度（1-小学及以下 2-初中/高中 3-大专/本科及以上），变量名可命名为"edu"，其取值范围可表示为1～3。

（2）数据录入：数据录入是调查工作中的重要环节。常用的数据录入方法包括手工键盘录入、计算机直接输入、条形码输入、光标识别与图像识别等，下面重点介绍最常用的两种数据录入方法。①手工键盘录入纸质问卷：手工录入在应用中应重视数据的编码技术和核对方法，采取设置取值范围、逻辑走向以及双录入核对等措施确保录入质量，其缺点是录入速度慢、错误率高。②计算机直接调查录入：计算机直接调查录入是在计算机上显示电子版调查表，将调查结果直接输入计算机。可分为两种情况，一种是自助式调查，即被调查者直接在线填写问卷，将结果传回网络数据库；另一种是由调查员面访被调查者，询问被调查者并同时录入。该方法的缺点在于单方面录入数据，再次进行核实的难度较大。

（3）数据清理：数据清理是研究过程中针对数据重复或缺失、异常值、逻辑错误三类数据问题进行识别、查找原因及处理的过程。数据清理包括数据问题核查、确定产生数据问题的原因以及处理问题数据三个核心过程。①数据问题核查：连续变量的异常值主要是指超出临床所能接受的合理范围的变量值，如收缩压为700 mmHg；分类变量的异常值是指与病例报告表（Case Report Form，CRF）编码范围不一致的变量值，如CRF中性别变量编码：男性为 1，女性为 2，但实际可能出现性别为 0 或 3 等异常值。逻辑错误的范围较广，包括日期先后顺序错误、不同来源的同一变量取值不一致、不同时间点的变量取值不符合实际等问题，比如研究记录某被调查者出院后发生结局事件，则该结局事件发生的日期应在出院日期之后，否则为逻辑错误。②确定产生数据问题的原因：研究人员可结合研究方案、CRF 以及工作实践，深入剖析每个或每类"错误"数据的原因以及产生问题的环节，进而确定处理"错误"数据的策略。③处理问题数据：问题数据的处理方式包括更正、删除或保留原值。若无法找到异常值所对应的正确数值，则应删除该异常值。若对可能存在问题的数值变量进行再次测量，且两次结果相近，可用两次测量结果的均值替换原有数值。如果数据缺失为随机缺失，在后续分析过程中可采用均值或多重填补等方法进行填补。如果数据缺失超过30%，建议尽量不使用该变量。如果是结局指标出现缺失，则不能填补。

2）数据分析

数据分析是利用适当的分析方法及工具，对处理过的数据进行分析，提取有价值的数据进行分析，获取有价值的信息，形成有效结论的过程。根据数据类型，数据分析方法可分为定性分析和定量分析两种。定性分析依靠研究者以自己的专业知识并采取不同的分析视角，对所得的数据进行编码分析。但这种方法存在较大的主观性，会受到研究者专业知识水平和主观意识的影响。所以，采用定量分析的研究更多。定量数据分析思路通常分为以下 4 个步骤。

（1）研究对象基本特征描述：研究对象基本特征描述是数据分析的第一步，通常以表格形式展示。在进行研究对象特征描述分析时，应考虑：①需要描述哪些指标？②是否要分层及如何分层描述？

（2）单因素分析：单因素分析是对每个结果变量与每个自变量一一组合进行回归分析，如有需要则可以调整一些基本协变量，如性别、年龄等，或按协变量水平分层。单因素分析的目的是要回答以下 3 个问题：①不考虑其他因素的干扰或混杂，X 和 Y 在表面上有没有联系？如有，是什么样的联系？②在收集的其他变量中，哪些因素与 Y 有联系？是什么样的联系？③在收集的其他变量中，哪些因素与 X 有联系？是什么样的联系？

（3）分层分析：分层分析主要是解决混杂与交互作用问题，即有哪些因素影响所研究的 X 与 Y 的关系。①混杂：如果某因素 Z 与研究因素 X 和研究疾病 Y 都有关系，且 Z 不是 X 与 Y 因果链上的中间变量，但该因素 Z 在人群中分布不均，可能会掩盖或夸大 X 与 Y 之间的真正联系，这个 Z 就是混杂因素。②交互作用：如果 X 对 Y 的作用在有 Z 与无 Z 的存在时有显著不同，则 Z 就是效应修饰因子，或称 Z 与 X 有交互作用。

（4）多元回归分析：多元回归分析的目的是控制、调整其他因素的混杂作用，即评价 X 对 Y 有无独立作用以及独立作用的大小。建立多元模型的关键是要确立将哪些因素纳入模型进行调整。

具体分析方法的选择与分析过程可参考书籍《统计数据分析基础教程：基于 SPSS 和 Excel 的调查数据分析》。

三、总结推广

（一）总结报告的撰写

总结报告是对一定时期或某个项目进行总结、反思和评价，体现所获得的成果和经验，常用于指导下一阶段工作的一种书面文体。

1. 总结报告的基本要素

总结报告包括以下基本要素：时间、目的、背景、工作内容、工作成果、存在问题、改进措施等。

时间：总结报告要明确总结的时间范围，一般可以按月、季度、半年或全年进行总结。

目的：在报告的开头，要明确总结报告的目的、主题和要点。

背景：简单介绍所参与的项目、部门、业务等的背景情况。

工作内容：详细描述所参与的项目、工作的具体内容和方法，包括完成过程、流程、工具等。

工作成果：针对所做的工作，准确表达自己的收获、成果和体会，并用一些具体的数据或材料来直观地展现工作的成果。

存在问题：诚实地陈述在工作中遇到的困难、问题和出现的失误，以及把握工作重点的过程。

改进措施：针对工作中出现的问题和不足，提出改进方案和具体措施，以便在下一阶段的工作中能够更好地发挥个人及团队的优势。

2. 总结报告的写作要求

确定写作提纲：撰写总结报告的第一步是确定写作提纲，要明确自己想写什么问题、哪些问题是主要问题等。

叙述简明扼要：对工作成绩的大小以及工作的先进、落后进行叙述，叙述一般使用比较法，通过横向、纵向比较，简明扼要，使得背景鲜明突出。

详略得当：根据总结的目的及中心，对主要问题进行详细阐述，对对次要问题适当略写。

总结报告模板见图 12-3 和图 12-4。

爱播千里　惠及万家

"三口百惠"农村居民及流动人口防艾工程总结报告

（2011-2012 年）

四川省中国-默沙东艾滋病合作项目办公室　***
2013 年 2 月

图 12-3　总结报告模板封面

目录

图 12-4　总结报告模板目录

图 12-4 总结报告模板目录（续）

（二）成果的推广

成果推广是指将先进、成熟、具有社会经济价值的医学新技术、新方法、新观点等成果，通过示范、培训、指导、咨询、交流、现场观摩等方式传播到更广泛的适宜地区。

常见的成果推广方式主要为以下 4 种。

187

1. 开展和参加专项成果推广活动

通过国家/地方科技主管部门、卫生主管部门、科学技术协会等官方组织的专项成果推广活动，促进成果推广；医疗卫生机构自发组织的成果推介会，可邀请企业及相关医疗机构参与，扩大本单位成果的影响力和知名度，为向其他医疗机构推广打下基础。

2. 建设和利用推广平台

利用主管部门建设的各项平台或推广项目向其他医疗卫生机构推广应用新技术、新方法，如多参加省卫生健康委员会组织的适宜技术推广基地、适宜技术推广项目等相关活动。以医疗卫生机构或所属企业、实验室等为依托，建立研究与推广中心。联合基层医疗卫生单位、医联体单位及对口帮扶单位进行推广实施。

3. 学术交流推广

（1）刊物发表：对于新发现、新观点等基础理论成果，可通过论文发表、专著出版等方式进行推广。

（2）学术交流：对于新发现、新观点、新技术、新疗法等可以采用举办学术会议、技术推广培训班、继续教育等方式进行推广。

（3）协作培训：建立相互交流的协作机制，成果单位外派专家到其他医疗卫生机构巡讲、做技术指导，或接受其他医疗卫生机构到本单位进修学习。

4. 成果转化

药物、制剂、生物制品、检测盒、医疗器械、生物材料、医用敷料等通过科研成果鉴定或获得专利具有推广应用前景的成果，可通过技术转让、专利实施许可、技术入股、联合开发生产等形式进行成果的应用、转化和推广。

参考文献

[1] Sung H，Ferlay J，Siegel R L，et al. Global cancer statistics 2020：GLOBOCAN estimates of incidence and mortality worldwide for 36 cancers in 185 countries[J]. CA： a cancer journal for clinicians，2021，71（3）：209-249.

[2] 王伟进，张晓路 . 中国癌症的现状与疾病负担 [J]. 中国经济报告，2019（4）：63-73.

[3] Bray F，Jemal A，Torre L，et al. Long-term realism and cost-effectiveness： primary prevention in combatting cancer and associated inequalities worldwide[J].J Natl Cancer Inst，2015，107（12）：djv 273.

[4] Brennan P，Davey-Smith G. Identifying novel causes of cancers to enhance cancer prevention： new strategies needed[J].J Natl Cancer Inst，2022，114（3）：353-360.

[5] 杜欢，于磊 . 健康管理理念在肿瘤防治中的应用 [J]. 山西医药杂志，2022，51（22）：2604-2605.

[6] 高萍，夏芹，李浴峰 . 健康管理在肿瘤防治中的具体方法探析 [J]. 中国社会医学杂志，2012，29（6）：390-392.

[7] 卢培培，张楠，王家林 . 中国恶性肿瘤健康管理现状研究 [J]. 中国公共卫生管理，2019，35（6）：760-763，769.

[8] 万绍平，易芳，王青青 . 中国肿瘤健康教育现状与对策分析 [J]. 肿瘤预防与治疗，2019，32（11）：955-961.

[9] 国家卫生健康委，国家发展改革委，教育部，等.卫生健康委印发健康中国行动——癌症防治实施方案 [EB/OL].（2019–09–20）[2023–09–11]. https://www.gov.cn/fuwu/2019–09/24/content_5432587. htm.

[10] 国务院办公厅.国务院办公厅关于印发中国防治慢性病中长期规划（2017—2025 年）的通知 [EB/OL].（2017–01–22）[2023–10–09]. https://www.gov.cn/zhengce/content/2017–02/14/content_5167886.htm.

[11] 中共中央，国务院.中共中央、国务院印发《"健康中国 2030"规划纲要》[EB/OL].（2016–10–25）[2023–12–23]. https://www.gov. cn/zhengce/2016–10/25/content_5124174.htm.

[12] 孙爱萍.健康管理实用技术 [M].北京：中国医药科技出版社，2009

[13] 雷铭.健康管理概论 [M].北京：旅游教育出版社，2016.

[14] 张开金，夏俊杰.健康管理理论与实践 [M].南京：东南大学出版社，2011.

[15] 孙爱萍.健康管理实用技术 [M].北京：中国医药科技出版社，2009.

[16] Crispo A，D'Aiuto G，De Marco M，et al. Gail model risk factors：impact of adding an extended family history for breast cancer. Breast J. 2008；14（3）：221–227.

[17] GBD 2019 RISK FACTORS COLLABORATORS. Global burden of 87 risk factors in 204 countries and territories，1990–2019：a systematic analysis for the Global Burden of Disease Study 2019[J]. Lancet（London，England），2020，396（10258）：1223–1249.

[18] DOMINGO J L，NADAL M. Carcinogenicity of consumption of red meat and processed meat：A review of scientific news since the IARC decision[J]. Food and Chemical Toxicology，2017，105：256–261.

[19] THOMPSON R，MITROU G，BROWN S，et al. Major new review of

global evidence on diet, nutrition and physical activity: A blueprint to reduce cancer risk[J]. Nutrition Bulletin, 2018, 43（3）: 269-283.

[20] PAPADIMITRIOU N, MARKOZANNES G, KANELLOPOULOU A, et al. An umbrella review of the evidence associating diet and cancer risk at 11 anatomical sites[J]. Nature Communications, 2021, 12（1）: 4579.

[21] DIVELLA R, MARINO G, INFUSINO S, et al. The Mediterranean Lifestyle to Contrast Low-Grade Inflammation Behavior in Cancer[J]. Nutrients, 2023, 15（7）: 1667.

[22] MENTELLA M C, SCALDAFERRI F, RICCI C, et al. Cancer and Mediterranean Diet: A Review[J]. Nutrients, 2019, 11（9）: 2059.

[23] LA RUSSA D, MARRONE A, MANDALA M, et al. Antioxidant/Anti-Inflammatory Effects of Caloric Restriction in an Aged and Obese Rat Model: The Role of Adiponectin[J]. Biomedicines, 2020, 8（12）: 532.

[24] MARTIN B, MATTSON M P, MAUDSLEY S. Caloric restriction and intermittent fasting: Two potential diets for successful brain aging[J]. Ageing Research Reviews, 2006, 5（3）: 332-353.

[25] BOSE S, ALLEN A E, LOCASALE J W. The Molecular Link from Diet to Cancer Cell Metabolism[J]. Molecular Cell, 2020, 78（6）: 1034-1044.

[26] BARREA L, CAPRIO M, TUCCINARDI D, et al. Could ketogenic diet "starve" cancer? Emerging evidence[J]. Critical Reviews in Food Science and Nutrition, 2022, 62（7）: 1800-1821.

[27] WATANABE M, TUCCINARDI D, ERNESTI I, et al. Scientific evidence underlying contraindications to the ketogenic diet: An update[J]. Obesity Reviews: An Official Journal of the International

Association for the Study of Obesity, 2020, 21（10）: e13053.

[28] TAJAN M, VOUSDEN K H. Dietary Approaches to Cancer Therapy[J]. Cancer Cell, 2020, 37（6）: 767-785.

[29] KANAREK N, PETROVA B, SABATINI D M. Dietary modifications for enhanced cancer therapy[J]. Nature, 2020, 579（7800）: 507-517.

[30] MARTINIAKOVA M, KOVACOVA V, MONDOCKOVA V, et al. Honey: A Promising Therapeutic Supplement for the Prevention and Management of Osteoporosis and Breast Cancer[J]. Antioxidants（Basel, Switzerland）, 2023, 12（3）: 567.

[31] MADUREIRA M B, CONCATO V M, CRUZ E M S, et al. Naringenin and Hesperidin as Promising Alternatives for Prevention and Co-Adjuvant Therapy for Breast Cancer[J]. Antioxidants（Basel, Switzerland）, 2023, 12（3）: 586.

[32] PIERCY K L, TROIANO R P, BALLARD R M, et al. The Physical Activity Guidelines for Americans[J]. JAMA, 2018, 320（19）: 2020-2028.

[33] CLINTON S K, GIOVANNUCCI E L, HURSTING S D. The World Cancer Research Fund/American Institute for Cancer Research Third Expert Report on Diet, Nutrition, Physical Activity, and Cancer: Impact and Future Directions[J]. Journal of Nutrition, 2020, 150（4）: 663-671.

[34] LEE I M, SHIROMA E J, LOBELO F, et al. Effect of physical inactivity on major non-communicable diseases worldwide: an analysis of burden of disease and life expectancy[J]. Lancet, 2012, 380（9838）: 219-229.

[35] SALLIS J F, BULL F, GUTHOLD R, et al. Progress in physical

activity over the Olympic quadrennium[J]. Lancet, 2016, 388 (10051): 1325-1336.

[36] WHITEMAN D C, WILSON L F. The fractions of cancer attributable to modifiable factors: A global review[J]. Cancer Epidemiology, 2016, 44: 203-221.

[37] BOEHMER U, MIAO X, MAXWELL N I, et al. Sexual minority population density and incidence of lung, colorectal and female breast cancer in California[J]. Bmj Open, 2014, 4 (3).

[38] BOEHMER U, MIAO X, OZONOFF A. Cancer Survivorship and Sexual Orientation[J]. Cancer, 2011, 117 (16): 3796-3804.

[39] ZARITSKY E, DIBBLE S L. Risk Factors for Reproductive and Breast Cancers among Older Lesbians[J]. Journal of Womens Health, 2010, 19 (1): 125-131.

[40] BOEHMER U, OZONOFF A, MIAO X. An ecological approach to examine lung cancer disparities due to sexual orientation[J]. Public Health, 2012, 126 (7): 605-612.

[41] SHIELS M S, GOEDERT J J, MOORE R D, et al. Reduced Risk of Prostate Cancer in U.S. Men with AIDS[J]. Cancer Epidemiology Biomarkers & Prevention, 2010, 19 (11): 2910-2915.

[42] QUINN G P, SANCHEZ J A, SUTTON S K, et al. Cancer and lesbian, gay, bisexual, transgender/transsexual, and queer/questioning (LGBTQ) populations[J]. CA: a cancer journal for clinicians, 2015, 65 (5): 384-400.

[43] WIERZBICKA M, KLUSSMANN J P, SAN GIORGI M R, et al. Oral and laryngeal HPV infection: Incidence, prevalence and risk factors, with special regard to concurrent infection in head, neck and genitals[J]. Vaccine, 2021, 39 (17): 2344-2350.

[44] DRAKE V E, FAKHRY C, WINDON M J, et al. Timing, number, and type of sexual partners associated with risk of oropharyngeal cancer[J]. Cancer, 2021, 127（7）: 1029–1038.

[45] WINER R L, LEE S K, HUGHES J P, et al. Genital human papillomavirus infection: Incidence and risk factors in a cohort of female university students[J]. American Journal of Epidemiology, 2003, 157（3）: 218–226.

[46] BOSCH F X, CASTELLSAGUÉ X, MUÑOZ N, et al. Male sexual behavior and human papillomavirus DNA: key risk factors for cervical cancer in Spain[J]. Journal of the National Cancer Institute, 1996, 88（15）: 1060–1067.

[47] HOLFORD T R, MEZA R, WARNER K E, et al. Tobacco control and the reduction in smoking–related premature deaths in the United States, 1964–2012[J]. JAMA, 2014, 311（2）: 164–171.

[48] LEVY D T, YUAN Z, LUO Y, et al. Seven years of progress in tobacco control: an evaluation of the effect of nations meeting the highest level MPOWER measures between 2007 and 2014[J]. Tobacco Control, 2018, 27（1）: 50–57.

[49] GLOBAL TOBACCO ECONOMICS CONSORTIUM. The health, poverty, and financial consequences of a cigarette price increase among 500 million male smokers in 13 middle income countries: compartmental model study[J]. BMJ（Clinical research ed.）, 2018, 361: k1162.

[50] VT D, SA R. Two hundred years of cancer research[J]. The New England journal of medicine, 2012, 366（23）.

[51] CHISHOLM D, MORO D, BERTRAM M, et al. Are the "Best Buys" for Alcohol Control Still Valid ? An Update on the Comparative

Cost-Effectiveness of Alcohol Control Strategies at the Global Level[J]. Journal of Studies on Alcohol and Drugs, 2018, 79（4）: 514-522.

[52]　SMITH R A, ANDREWS K S, BROOKS D, et al. Cancer screening in the United States, 2018: A review of current American Cancer Society guidelines and current issues in cancer screening[J]. CA: a cancer journal for clinicians, 2018, 68（4）: 297-316.

[53]　BABOR T F, HIGGINS-BIDDLE J C. Alcohol screening and brief intervention: dissemination strategies for medical practice and public health[J]. Addiction （Abingdon, England）, 2000, 95（5）: 677-686.

[54]　GBD 2016 ALCOHOL COLLABORATORS. Alcohol use and burden for 195 countries and territories, 1990-2016: a systematic analysis for the Global Burden of Disease Study 2016[J]. Lancet （London, England）, 2018, 392（10152）: 1015-1035.

[55]　FUJIMOTO T, OKAMURA H. The influence of coping types on post-traumatic growth in patients with primary breast cancer[J]. Japanese Journal of Clinical Oncology, 2021, 51（1）: 85-91.

[56]　ROMEO A, DI TELLA M, GHIGGIA A, et al. The Traumatic Experience of Breast Cancer: Which Factors Can Relate to the Post-traumatic Outcomes? [J]. Frontiers in Psychology, 2019, 10: 891.

[57]　FU X, SUN J, WANG X, et al. Research Progress on Influencing Factors and Intervention Measures of Post-traumatic Growth in Breast Cancer Patients[J]. Frontiers in Public Health, 2022, 10: 927370.

[58]　GOSAIN R, GAGE-BOUCHARD E, AMBROSONE C, et al. Stress reduction strategies in breast cancer: review of pharmacologic and non-pharmacologic based strategies[J]. Seminars in Immunopathology, 2020, 42（6）: 719-734.

[59] ADAMS S J, STONE E, BALDWIN D R, et al. Lung cancer screening[J]. Lancet（London, England）, 2023, 401（10374）: 390–408.

[60] FITZGERALD R C, ANTONIOU A C, FRUK L, et al. The future of early cancer detection[J]. Nature Medicine, 2022, 28（4）: 666–677.

[61] CROSBY D, BHATIA S, BRINDLE K M, et al. Early detection of cancer[J]. Science, 2022, 375（6586）: 1244.

[62] FLEISHER L, MILLER S M, CROOKES D, et al. Implementation of a Theory–based, Non–clinical Patient Navigator Program to Address Barriers in an Urban Cancer Center Setting[J]. Journal of oncology navigation & survivorship, 2012, 3（3）: 14–23.

[63] KUMAR N B, KAZI A, SMITH T, et al. Cancer cachexia: traditional therapies and novel molecular mechanism–based approaches to treatment[J]. Current Treatment Options in Oncology, 2010, 11（3–4）: 107–117.

[64] SONG C, CAO J, ZHANG F, et al. Nutritional Risk Assessment by Scored Patient–Generated Subjective Global Assessment Associated with Demographic Characteristics in 23, 904 Common Malignant Tumors Patients[J]. Nutrition and Cancer, 2019, 71（1）: 50–60.

[65] ZHANG Z, WAN Z, ZHU Y, et al. Prevalence of malnutrition comparing NRS2002, MUST, and PG–SGA with the GLIM criteria in adults with cancer: A multi–center study[J]. Nutrition（Burbank, Los Angeles County, Calif.）, 2021, 83: 111072.

[66] MEZA–VALDERRAMA D, MARCO E, DÁVALOS–YEROVI V, et al. Sarcopenia, Malnutrition, and Cachexia: Adapting Definitions and Terminology of Nutritional Disorders in Older People with Cancer[J]. Nutrients, 2021, 13（3）: 761.

[67] DENNETT A M，PEIRIS C L，SHIELDS N，et al. Moderate-intensity exercise reduces fatigue and improves mobility in cancer survivors：a systematic review and meta-regression[J]. Journal of Physiotherapy，2016，62（2）：68-82.

[68] WLE，FSG，CED，et al. Blueprint for cancer research：Critical gaps and opportunities.[J]. CA：a cancer journal for clinicians，2020.

[69] Jon E，Phyllis B，Julia L，et al. Management of common clinical problems experiencedby survivors of cancer.[J]. Lancet （London，England），2022，399（10334）.

[70] C. R F，C. A A，Ljiljana F，et al. The future of early cancer detection[J]. Nature Medicine，2022，28（4）.

[71] 中国疾病预防控制中心.中国慢性病及危险因素监测报告 2018[M].北京：人民卫生出版社，2021.

[72] 刘薇薇，侯莹，冯洁，等.重庆市居民家庭医生签约服务需求与签约现状研究 [J].中国全科医学，2019，22（7）：777-782.

[73] 陈珺，袁申毅，吕菲，等.上海市不同类型功能社区健康管理服务需求调查 [J].中国初级卫生保健，2022，36（5）：20-26.

[74] 医学名词审定委员会全科医学与社区卫生名词审定分委员会.全科医学与社区卫生名词 [M].北京：科学出版社，2014.

[75] 陈淑芬，黄春荣.家系图及其构建和解读 [J].中国全科医学，2004，7（1）：64-65.

[76] 陈淑芬，黄春荣，唐瑞秀.家系图实例解读报告 [J].中国全科医学，2005，8（2）：151-152.

[77] 肖世勇，梁国红，易前张，等.乡村振兴背景下重庆山区肿瘤防治体系的构建及探索 [J].现代医药卫生，2022，38（19）：3406-3408.

[78] 武亚莉，张雨，周洁，等.防治肿瘤：社区将成为新的主战场 [J].

中国社区医师，2011.

[79] 林建芳，刘汉锋，蔡正文，等.城市肿瘤患者医院－社区全程化网络化管理体系的构建[J].Chinese General Practice，2010，13（8）：2447－2448.

[80] 曹水.天津市肿瘤社区防治服务模式的探讨[J].中国全科医学，2002，5（8）：633－634.

[81] 陶琼，肖伟，陆梦瑶.病友互助支持模式对恶性肿瘤患者希望水平及心理痛苦的影响[J].中西医结合护理，2018，4（12）：31－32.

[82] 桂意华，王兴祥.病友支持团队对慢性阻塞性肺疾病患者治疗依从性的影响[J].中国现代医生，2015，53（8）：129-130.

[83] 郑亚华，陈鸿尔，张天华，等.病友支持团队管理在2型糖尿病患者居家自我管理中的应用[J].Chinese Nursing Management，2014，14（9）：936-938.

[84] GBD 2019 TOBACCO COLLABORATORS. Spatial，temporal，and demographic patterns in prevalence of smoking tobacco use and attributable disease burden in 204 countries and territories，1990–2019：a systematic analysis from the Global Burden of Disease Study 2019[J]. Lancet（London，England），2021，397（10292）：2337–2360.

[85] IARC WORKING GROUP ON THE EVALUATION OF CARCINOGENIC RISKS TO HUMANS. Personal habits and indoor combustions[J]. IARC monographs on the evaluation of carcinogenic risks to humans，2012，100（Pt E）：1–538.

[86] NATIONAL CENTER FOR CHRONIC DISEASE PREVENTION AND HEALTH PROMOTION（US）OFFICE ON SMOKING AND HEALTH. The Health Consequences of Smoking—50 Years of Progress：A Report of the Surgeon General[M]. Atlanta（GA）：

Centers for Disease Control and Prevention（US），2014.

[87] GBD 2017 RISK FACTOR COLLABORATORS. Global，regional，
and national comparative risk assessment of 84 behavioural，
environmental and occupational，and metabolic risks or clusters of risks
for 195 countries and territories，1990-2017: a systematic analysis
for the Global Burden of Disease Study 2017[J]. Lancet（London，
England），2018，392（10159）：1923-1994.

[88] HECHT S S，SZABO E. Fifty years of tobacco carcinogenesis
research: from mechanisms to early detection and prevention of lung
cancer[J]. Cancer Prevention Research（Philadelphia，Pa.），2014，
7（1）：1-8.

[89] IARC WORKING GROUP ON THE EVALUATION OF
CARCINOGENIC RISKS TO HUMANS. Tobacco smoke and involuntary
smoking[J]. IARC monographs on the evaluation of carcinogenic risks to
humans，2004，83：1-1438.

[90] MS S，HA K，ND F，et al. Cigarette smoking and variations in
systemic immune and inflammation markers[J]. Journal of the National
Cancer Institute，2014，106（11）.

[91] JOEHANES R，JUST A C，MARIONI R E，et al. Epigenetic
Signatures of Cigarette Smoking[J]. Circulation. Cardiovascular
Genetics，2016，9（5）：436-447.

[92] BILLATOS E，FAIZ A，GESTHALTER Y，et al. Impact of acute
exposure to cigarette smoke on airway gene expression[J]. Physiological
Genomics，2018，50（9）：705-713.

[93] WU J，PETERS B A，DOMINIANNI C，et al. Cigarette smoking and
the oral microbiome in a large study of American adults[J]. The ISME
journal，2016，10（10）：2435-2446.

[94] ALEXANDROV L B, JU Y S, HAASE K, et al. Mutational signatures associated with tobacco smoking in human cancer[J]. Science （New York, N.Y.）, 2016, 354（6312）: 618–622.

[95] DUMANSKI J P, RASI C, LÖNN M, et al. Mutagenesis. Smoking is associated with mosaic loss of chromosome Y[J]. Science （New York, N.Y.）, 2015, 347（6217）: 81–83.

[96] SHAHAB L, GONIEWICZ M L, BLOUNT B C, et al. Nicotine, Carcinogen, and Toxin Exposure in Long–Term E–Cigarette and Nicotine Replacement Therapy Users: A Cross–sectional Study[J]. Annals of Internal Medicine, 2017, 166（6）: 390–400.

[97] PFLAUM T, HAUSLER T, BAUMUNG C, et al. Carcinogenic compounds in alcoholic beverages: an update[J]. Archives of Toxicology, 2016, 90（10）: 2349–2367.

[98] WISEMAN M. The second World Cancer Research Fund/American Institute for Cancer Research expert report. Food, nutrition, physical activity, and the prevention of cancer: A global perspective[J]. Proceedings of the Nutrition Society, 2008, 67（3）: 253–256.

[99] WEIR T L, TRIKHA S R J, THOMPSON H J. Diet and cancer risk reduction: The role of diet–microbiota interactions and microbial metabolites[J]. Seminars in Cancer Biology, 2021, 70: 53–60.

[100] ARKAN M C. The intricate connection between diet, microbiota, and cancer: A jigsaw puzzle[J]. Seminars in Immunology, 2017, 32（C）: 35–42.

[101] A Z, AS J, DJ L, et al. Sunburn and p53 in the onset of skin cancer[J]. Nature, 1994, 372（6508）.

[102] HUANG R, ZHOU P K. DNA damage repair: historical perspectives, mechanistic pathways and clinical translation for targeted

cancer therapy[J]. Signal Transduction and Targeted Therapy，2021，6
（1）：254.

[103] PARHAM F，PORTIER C J，CHANG X，et al. The Use of Signal-
Transduction and Metabolic Pathways to Predict Human Disease Targets
from Electric and Magnetic Fields Using in vitro Data in Human Cell
Lines[J]. Frontiers in Public Health，2016，4：193.

[104] PISANI P，PARKIN D M，MUÑOZ N，et al. Cancer and infection：
estimates of the attributable fraction in 1990[J]. Cancer Epidemiology，
Biomarkers & Prevention：A Publication of the American Association
for Cancer Research，Cosponsored by the American Society of
Preventive Oncology，1997，6（6）：387-400.

[105] PARKIN D M. The global health burden of infection-associated cancers
in the year 2002[J]. International Journal of Cancer，2006，118
（12）：3030-3044.

[106] IARC WORKING GROUP ON THE EVALUATION OF
CARCINOGENIC RISKS TO HUMANS. Chemical agents and related
occupations[J]. IARC monographs on the evaluation of carcinogenic
risks to humans，2012，100（Pt F）：9-562.

[107] MARKOWITZ L E，DUNNE E F，SARAIYA M，et al. Quadrivalent
Human Papillomavirus Vaccine：Recommendations of the Advisory
Committee on Immunization Practices （ACIP）[J]. MMWR.
Recommendations and reports：Morbidity and mortality weekly report.
Recommendations and reports，2007，56（RR-2）：1-24.

[108] US PREVENTIVE SERVICES TASK FORCE，KRIST A H，
DAVIDSON K W，et al. Screening for Hepatitis B Virus Infection
in Adolescents and Adults：US Preventive Services Task Force
Recommendation Statement[J]. JAMA，2020，324（23）：2415-

2422.

[109] US PREVENTIVE SERVICES TASK FORCE, OWENS D K, DAVIDSON K W, et al. Screening for Hepatitis C Virus Infection in Adolescents and Adults: US Preventive Services Task Force Recommendation Statement[J]. JAMA, 2020, 323（10）: 970-975.

[110] US PREVENTIVE SERVICES TASK FORCE, OWENS D K, DAVIDSON K W, et al. Preexposure Prophylaxis for the Prevention of HIV Infection: US Preventive Services Task Force Recommendation Statement[J]. JAMA, 2019, 321（22）: 2203-2213.

[111] DE MARTEL C, GEORGES D, BRAY F, et al. Global burden of cancer attributable to infections in 2018: a worldwide incidence analysis[J]. The Lancet. Global Health, 2020, 8（2）: e180-e190.

[112] LOEB K R, LOEB L A. Significance of multiple mutations in cancer[]. Carcinogenesis, 2000, 21（3）: 379-385.

[113] BALKWILL F, MANTOVANI A. Inflammation and cancer: back to Virchow？[J]. Lancet（London, England）, 2001, 357（9255）: 539-545.

[114] HANAHAN D, WEINBERG R A. Hallmarks of cancer: the next generation[J]. Cell, 2011, 144（5）: 646-674.

[115] CHEN D S, MELLMAN I. Elements of cancer immunity and the cancer-immune set point[J]. Nature, 2017, 541（7637）: 321-330.

[116] MANTOVANI A, ALLAVENA P, SICA A, et al. Cancer-related inflammation[J]. Nature, 2008, 454（7203）: 436-444.

[117] MANTOVANI A, MARCHESI F, MALESCI A, et al. Tumour-associated macrophages as treatment targets in oncology[J]. Nature Reviews. Clinical Oncology, 2017, 14（7）: 399-416.

[118] BERBEN L, FLORIS G, WILDIERS H, et al. Cancer and Aging:

Two Tightly Interconnected Biological Processes[J]. Cancers, 2021, 13（6）: 1400.

[119] HATAKEYAMA M, NOZAWA H. Hallmarks of Cancer: After the next generation[J]. Cancer Science, 2022, 113: 885–885.

[120] AUNAN J R, CHO W C, SOREIDE K. The Biology of Aging and Cancer: A Brief Overview of Shared and Divergent Molecular Hallmarks[J]. Aging and Disease, 2017, 8（5）: 628–642.

[121] LÓPEZ-OTÍN C, BLASCO M A, PARTRIDGE L, et al. The hallmarks of aging[J]. Cell, 2013, 153（6）: 1194–1217.

[122] GBD 2015 OBESITY COLLABORATORS, AFSHIN A, FOROUZANFAR M H, et al. Health Effects of Overweight and Obesity in 195 Countries over 25 Years[J]. The New England Journal of Medicine, 2017, 377（1）: 13–27.

[123] CHONG B, JAYABASKARAN J, KONG G, et al. Trends and predictions of malnutrition and obesity in 204 countries and territories: an analysis of the Global Burden of Disease Study 2019[J]. EClinicalMedicine, 2023, 57: 101850.

[124] LAUBY-SECRETAN B, SCOCCIANTI C, LOOMIS D, et al. Body Fatness and Cancer——Viewpoint of the IARC Working Group[J]. The New England Journal of Medicine, 2016, 375（8）: 794–798.

[125] RENEHAN A G, ZWAHLEN M, EGGER M. Adiposity and cancer risk: new mechanistic insights from epidemiology[J]. Nature Reviews. Cancer, 2015, 15（8）: 484–498.

[126] LI M, ZHAO C, ZHAO Y, et al. Immunogenicity, efficacy, and safety of human papillomavirus vaccine: Data from China[J]. Frontiers in Immunology, 2023, 14: 1112750.

[127] RAHANGDALE L, MUNGO C, O' CONNOR S, et al. Human

papillomavirus vaccination and cervical cancer risk[J]. BMJ （Clinical research ed.）, 2022, 379: e070115.

[128] FRIEDRICH V, GERHARD M. Vaccination against Helicobacter pylori – An approach for cancer prevention？[J]. Molecular Aspects of Medicine, 2023, 92: 101183.

[129] TAKII Y, MIZUSAWA J, KANEMITSU Y, et al. The Conventional Technique Versus the No-touch Isolation Technique for Primary Tumor Resection in Patients With Colon Cancer （JCOG1006） A Multicenter, Open-label, Randomized, Phase III Trial[J]. Annals of Surgery, 2022, 275（5）: 849–855.

[130] HILL J. Colorectal Endoscopic Stenting Trial （CReST） for obstructing left-sided colorectal cancer: randomized clinical trial[J/OL]. British Journal of Surgery, 2022, 109（11）: 1073.

[131] TORKINGTON J, HARRIES R, O'CONNELL S, et al. Incisional hernia following colorectal cancer surgery according to suture technique: Hughes Abdominal Repair Randomized Trial （HART）[J]. British Journal of Surgery, 2022, 109（10）: 943–950.

[132] FENG Q, YUAN W, LI T, et al. Robotic versus laparoscopic surgery for middle and low rectal cancer （REAL）: short-term outcomes of a multicentre randomised controlled trial[J]. Lancet Gastroenterology & Hepatology, 2022, 7（11）: 991–1004.

[133] JIANG W Z, XU J M, XING J D, et al. Short-term Outcomes of Laparoscopy-Assisted vs Open Surgery for Patients With Low Rectal Cancer The LASRE Randomized Clinical Trial[J]. Jama Oncology, 2022, 8（11）: 1607–1615.

[134] WAN A, LIANG Y, CHEN L, et al. Association of Long-term Oncologic Prognosis With Minimal Access Breast Surgery vs

Conventional Breast Surgery[J]. Jama Surgery, 2022, 157（12）: e224711.

[135] TIE J, COHEN J D, LAHOUEL K, et al. Circulating Tumor DNA Analysis Guiding Adjuvant Therapy in Stage II Colon Cancer[J]. New England Journal of Medicine, 2022, 386（24）: 2261-2272.

[136] NIU N, QIU F, XU Q, et al. A multicentre single arm phase 2 trial of neoadjuvant pyrotinib and letrozole plus dalpiciclib for triple-positive breast cancer[J]. Nature Communications, 2022, 13（1）: 7043.

[137] YUE D, XU S, WANG Q, et al. Updated Overall Survival and Exploratory Analysis From Randomized, Phase II EVAN Study of Erlotinib Versus Vinorelbine Plus Cisplatin Adjuvant Therapy in Stage IIIA Epidermal Growth Factor Receptor plus Non-Small-Cell Lung Cancer[J]. Journal of Clinical Oncology, 2022, 40（34）: 3912.

[138] CERCEK A, LUMISH M, SINOPOLI J, et al. PD-1 Blockade in Mismatch Repair-Deficient, Locally Advanced Rectal Cancer[J]. New England Journal of Medicine, 2022, 386（25）: 2363-2376.

[139] BLASS E, OTT P A. Advances in the development of personalized neoantigen-based therapeutic cancer vaccines[J]. Nature Reviews. Clinical Oncology, 2021, 18（4）: 215-229.

[140] HUANG X, ZHANG G, TANG T Y, et al. Personalized pancreatic cancer therapy: from the perspective of mRNA vaccine[J]. Military Medical Research, 2022, 9（1）: 53.

[141] LORENTZEN C L, HAANEN J B, MET Ö, et al. Clinical advances and ongoing trials on mRNA vaccines for cancer treatment[J]. The Lancet. Oncology, 2022, 23（10）: e450-e458.

[142] PAGANI O, WALLEY B A, FLEMING G F, et al. Adjuvant Exemestane With Ovarian Suppression in Premenopausal Breast

Cancer: Long-Term Follow-Up of the Combined TEXT and SOFT Trials[J]. Journal of Clinical Oncology, 2023, 41（7）: 1376.

[143] ISSELS R, KAMPMANN E, KANAAR R, et al. Hallmarks of hyperthermia in driving the future of clinical hyperthermia as targeted therapy: translation into clinical application[J]. International Journal of Hyperthermia, 2016, 32（1）: 89-95.

[144] SIMPSON-HERREN L, NOKER P E, WAGONER S D. Variability of tumor response to chemotherapy II. Contribution of tumor heterogeneity[J]. Cancer Chemotherapy and Pharmacology, 1988, 22（2）: 131-136.

[145] LIU J, LIAO S, DIOP-FRIMPONG B, et al. TGF-β blockade improves the distribution and efficacy of therapeutics in breast carcinoma by normalizing the tumor stroma[J]. Proceedings of the National Academy of Sciences, 2012, 109（41）: 16618-16623.

[146] FU F, NOWAK M A, BONHOEFFER S. Spatial Heterogeneity in Drug Concentrations Can Facilitate the Emergence of Resistance to Cancer Therapy[J]. PLOS Computational Biology, 2015, 11（3）: e1004142.

[147] SEYNHAEVE A L B, AMIN M, HAEMMERICH D, et al. Hyperthermia and smart drug delivery systems for solid tumor therapy[J]. Advanced Drug Delivery Reviews, 2020, 163-164: 125-144.

[148] 玄鸿雁, 朱振胜. 浅谈中医中药在肿瘤姑息治疗中的作用[J]. 临床医药文献电子杂志, 2019, 6（60）: 25-28.

[149] 王国莲. 浅谈中医中药在肿瘤姑息治疗中的作用[J]. 临床医药文献电子杂志, 2017, 4（102）: 20082.

[150] GHAMARI SH, YOOSEFI M, ABBASI-KANGEVARI M, et al. Trends in global, regional, and national burden and quality of care

index for liver cancer by cause from global burden of disease 19902019.[J]. Hepatol Commun 2022；6：1764－1775.

[151] ROBERT D G. The Struggle against Cancer Misinformation.[J]. Cancer discovery，2021.

[152] B S J, MATTHEW P, TANYA D，et al. Cancer Misinformation and Harmful Information on Facebook and Other Social Media：A Brief Report.[J]. Journal of the National Cancer Institute，2021.

[153] L E W，R A W，G K C，et al. Young adult cancer caregivers' exposure to cancer misinformation on social media.[J]. Cancer，2020.

[154] Hui Xie, Pei－Wen Chen, Long Zhao, Xuan Sun，et al.Relationship between activities of daily living and depression among older adults and the quality of life of family caregivers[J].Frontiers of Nursing，2018，5（2）：97-104.

[155] 黄梦洁，王文静，孙小楠，等．健康行为改变的多理论模型综述[J]. 现代预防医学，2022，49（18）：3396-3402.

[156] 曾国华，王万里，秦雪征．健康行为干预理论与机制研究进展 [J]. 护理研究，2021，35（8）：1428-1434.

[157] 王丹，高洋．基于质量分析的调查问卷设计及应注意的问题 [J]. 质量探索，2019, 16（4）：77-81.

[158] 刘希龙，徐德济．基于信度分析的调查问卷设计方法[J]. 现代教育，2015, 564（5）：78.

[159] 郑晶晶．问卷调查法研究综述 [J]. 理论观察，2014, 100（10）：102-103.

[160] 张普洪，赵京．社区卫生调查研究中的数据处理[J]. 中国全科医学，2009, 12（9）：755-757.

[161] 彭向东，吕筠，吕青．流行病学调查中常用数据录入方法的选择 [J]. 中华流行病学杂志，2007，28（11）：1147-1147.

[162] 路甲鹏 . 临床研究数据清理经验和实例 [J]. 中国循环杂志 , 2018, 33（8）: 810–811.

[163] 叶向 . 统计数据分析基础教程 : 基于 SPSS 和 Excel 的调查数据分析 [M]. 北京 : 中国人民大学出版社，2010.

[164] 王琳琳 , 陈常中 . 流行病学论文数据分析思路 [J]. 中华流行病学杂志 , 2014,（6）: 745–748.

[165] 赵晓恒，万绍平 . 医疗卫生机构科研管理实用手册 [M]. 成都 : 电子科技大学出版社，2021.

[166] 吴擢春 . 卫生项目评价学 [M]. 上海 : 复旦大学出版社，2009.